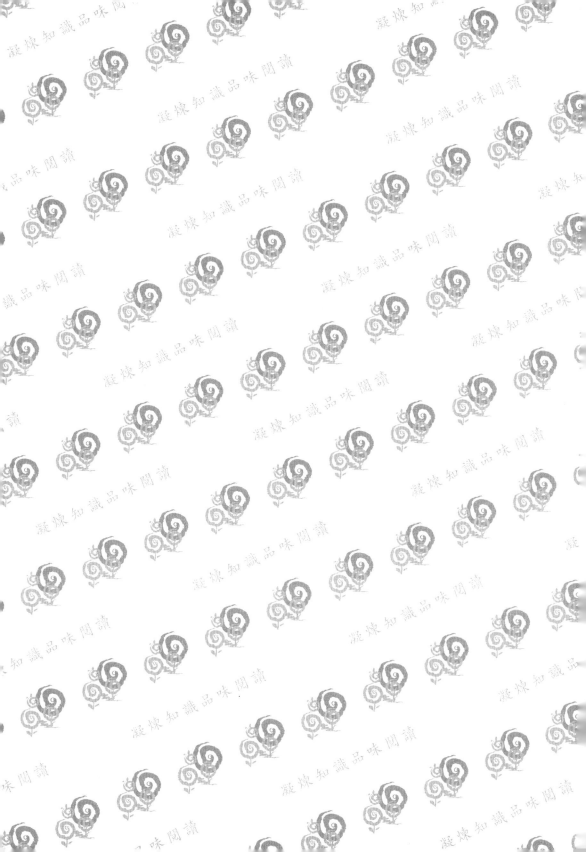

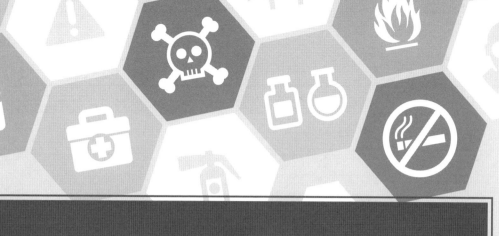

有害作業主管
電腦測驗題庫
完勝寶典

|羅杰晟、許坤合、謝伶妮、許香傳、蕭景祥——著|

★完整收錄電腦測驗類型有害作業主管必備法規通識

★經典試題完整解析強化考生電腦答題技巧

★善其事管理實務利其器專業課程有效提升實戰管理能力

適用類別：有機溶劑、缺氧、特定化學物質、粉塵、鉛、四烷基鉛

五南圖書出版公司 印行

前言

　　依職業安全衛生相關法令及職業安全衛生教育訓練規則規定，公司應依勞工所從事符合有害作業相關規定者，應於事前使其接受有害作業主管之安全衛生教育訓練。並設置有害作業主管擔任其作業指揮與監督之維護勞工健康之責。

　　於 107 年 1 月 1 日起應中央主管機關認可測驗試場參加「結訓電腦測驗」之新制考試模式上路。作者群為訓練機構或大專院校之講師，考量考生或讀者僅能在工作之餘下才能騰出少數時間來準備考試。因此本書針對有害作業主管之考試的三大出題特色予以撰寫，讓應考者在實務方面也能一併取得必備的知識。並分各章節來達到一本書就能取得「缺氧、有機溶劑、特定化學物質、粉塵、（鉛與四烷基鉛）」等有害作業主管。

　　本書系統化彙整，題解完整詳盡，可讓您在短時間內快速上手有害作業主管的職責與必備的知識，取得各類別的有害作業主管的證照。請遵循本書準備方向與特色，並依照所報考的類別參閱有害作業主管對應章節一覽表來準備，必讓您事半功倍順利取得證照！

作者簡介

羅杰晟

一、學歷

1. 嘉南藥理大學職業安全衛生系產業安全衛生與防災碩士

二、經歷

1. 職業安全衛生教育訓練機構安全衛生管理類兼任講師

2. 職業安全衛生教育訓練機構操作技術類兼任講師

3. 產業人才投資方案課程／職業安全衛生類兼任講師

4. 大專院校職業安全衛生輔導考照兼任講師

5. 嘉義市／縣職業安全衛生訪視輔導團輔導員

6. 110 年推行職業安全衛生優良人員

三、證照

1. 職業安全衛生管理類：職業安全管理甲級、職業安全衛生管理員乙級、一般業／營造業甲種職業安全衛生業務主管。

2. 操作技術類：固定式起重機操作－架空式 - 地面操作、移動式起重機操作－伸臂可伸縮、堆高機操作。

3. 有害作業主管：有機溶劑、特定化學物質、缺氧、粉塵。

4. 營造作業主管：露天開挖、擋土支撐、屋頂、施工架組配、模板支撐、鋼構組配。

5. 化學類：化學乙／丙級、化工乙／丙級、石油乙級。

四、其他類：急救人員、防火管理人、臺灣營造業職安卡合格講師。

五、著作

1. 職業安全衛生管理乙級技術士學術科考照勝經。

許坤合

一、學歷

    1. 國立台北科技大學環境工程與管理研究所碩士

二、經歷

    1. 某企業股份有限公司環安工程師

三、證照

    1. 技師類：工業安全、職業衛生。

    2. 職業安全衛生管理類：勞工安全管理甲級、勞工衛生管理甲級、一般業丙種職業安全衛生業務主管。

    3. 操作技術類：吊升荷重在 3 公噸以上之固定式起重機操作、荷重在 1 公噸以上之堆高機操作、使用起重機具從事吊掛作業、高壓氣體特定設備操作、甲級鍋爐操作。

    4. 有害作業主管：有機溶劑、特定化學物質。

    5. 化學類：化學丙級。

    6. 電腦類：電腦軟體應用丙級。

    7. 環保類：甲級空污專責人員、甲級廢棄物處理專業技術人員、甲級廢（污）水處理專責人員、甲級毒化物專責人員。

    8. 其他類：急救人員、防火管理人。

謝伶妮

一、學歷

    1. 嘉南藥理大學職業安全衛生系產業安全衛生與防災碩士

二、經歷

    1. 某股份有限公司職業安全衛生類講師

三、證照

    1. 職業安全衛生管理類：職業安全管理甲級、職業衛生管理甲級、職業安全衛生管理員乙級、一般業甲種職業安全衛生業務主管。

    2. 操作技術類：固定式起重機操作－架空式 - 機上操作、堆高機操作、高空工作車操作。

    3. 有害作業主管：有機溶劑、特定化學物質、缺氧。

    4. 其他類：臺灣營造業職安卡合格講師。

許香傳

一、學歷

    1. 龍華科技大學工業工程與管理系學士

二、經驗

    1. 職業安全衛生教育訓練機構安全衛生管理類兼任講師

    2. 職業安全衛生教育訓練機構操作技術類兼任講師

    3. 產業人才投資方案課程／職業安全衛生類兼任講師

    4. 危險物品運送兼任講師

三、證照

    1. 職業安全衛生管理類：勞工安全管理甲級、勞工衛生管理甲級、勞工安全衛生管理員乙級、一般業／營造業丙種職業安全衛生業務主管。

    2. 有害作業主管：缺氧。

    3. 營造作業主管：施工架組配、模板支撐。

    4. 環保類：甲級廢棄物處理專業技術人員。

    5. 其他類：施工安全評估人員、急救人員、防火管理人。

蕭景祥

一、學歷

    1. 國立臺灣師範大學衛生教育所衛生教育博士

二、經歷

    1. 嘉南藥理大學職業安全衛生系講師

    2. 嘉南藥理大學職業安全衛生系助理教授

三、證照

    1. 工礦衛生技師

    2. 工業安全技師

    3. 甲級物理性因子作業環境測定技術士檢定合格

四、著作

    1. 職業安全衛生概論。

    2. 新職業安全衛生概論。

    3. 工業安全與衛生。

    4. 職業安全與衛生。

    5. 作業環境物理性危害因子分析。

    6. 化學性因子作業環境測定實驗教材。

有害作業主管對應章節一覽表

主題	單元	作業主管種類
第一章 有害作業主管法規通識精華彙整	1-1 職業安全衛生相關法規與勞動檢查法	有機溶劑、特定化學、粉塵、缺氧
	1-2 職業安全衛生管理辦法	有機溶劑、特定化學、粉塵、缺氧
	1-3 職業安全衛生教育訓練規則及勞工健康保護規則（含女性勞工母性健康保護）	有機溶劑、特定化學、粉塵、缺氧
	1-4 危害性化學品標示及通識規則	有機溶劑、特定化學、粉塵、缺氧
	1-5 勞工作業場所容許暴露標準及勞工作業環境監測實施辦法	有機溶劑、特定化學、粉塵、缺氧
	1-6 職業安全衛生設施規則	有機溶劑、特定化學、粉塵、缺氧
第二章 有害作業主管管理實務精華彙整	2-1 有害作業中毒與特性之預防介紹	有機溶劑、特定化學
	2-2 有害作業安全衛生管理執行與環境改善	有機溶劑、特定化學、粉塵、缺氧
	2-3 通風換氣裝置及其維護與安全衛生防護具	有機溶劑、特定化學、粉塵、缺氧
	2-4 急救與職業災害事故處理	有機溶劑、特定化學、粉塵、缺氧
第三章 有害作業主管專業課程精華彙整	3-1 有機溶劑作業主管相關法規及精選參考題庫	有機溶劑
	3-2 缺氧作業主管相關法規及精選參考題庫	缺氧
	3-3 特定化學物質作業主管相關法規及精選參考題庫	特定化學
	3-4 粉塵作業主管相關法規及精選參考題庫	粉塵
	補充 3-5 鉛與四烷基鉛作業主管相關法規	鉛與四烷基鉛

說明：補充 3-5 鉛與四烷基鉛作業主管相關法規，因該作業主管勞動部暫時未改制成電腦測驗，故未撰寫精選題庫。作者群考量讀者若參與該作業主管訓練時，對該作業主管亦有想瞭解之時，該章節有助於讀者閱讀較容易上手。

有害作業主管勞動部教材配比分數一覽表

有機溶劑作業主管課程名稱 107/1/1（電腦測驗）				
項次	名稱	時數	題數	分數
1	有機溶劑作業勞工安全衛生相關法規	2	9	11.25
2	有機溶劑中毒預防規則	3	13	16.25
3	有機溶劑之主要用途及毒性	2	14	17.5
4	有機溶劑之測定	2	9	11.25
5	有機溶劑作業環境改善及安全衛生防護具	3	13	16.25
6	通風換氣裝置及其維護	3	9	11.25
7	有機溶劑作業安全衛生管理與執行	3	13	16.25
缺氧作業主管課程名稱 107/1/1（電腦測驗）				
項次	名稱	時數	題數	分數
1	缺氧危險作業及局限空間作業勞工安全衛生相關法規	3	16	20
2	缺氧症預防規則	3	13	16.25
3	缺氧危險場所危害預防及安全衛生防護具	3	13	16.25
4	缺氧危險場所之環境測定	3	8	10
5	缺氧事故處理及急救	3	17	21.25
6	缺氧危險作業安全衛生管理與執行	3	13	16.25
特定化學物質作業主管課程名稱 108/7/1（電腦測驗）				
項次	名稱	時數	題數	分數
1	特定化學物質作業勞工安全衛生相關法規	2	9	11.25
2	特定化學物質危害預防標準	3	13	16.25
3	特定化學物質之主要用途及毒性	2	9	11.25

4	特定化學物質之漏洩預防及作業環境改善與安全衛生防護具	3	13	16.25
5	特定化學物質之測定	2	9	11.25
6	特定化學物質作業危害及急救	1	5	6.25
7	通風換氣裝置及其維護	3	13	16.25
8	特定化學物質作業安全衛生管理與執行	2	9	11.25

粉塵作業主管課程名稱 109/7/1（電腦測驗）				
項次	名稱	時數	題數	分數
1	粉塵作業勞工安全衛生相關法規	3	14	17.5
2	粉塵危害預防標準	3	14	17.5
3	粉塵危害及測定	3	14	17.5
4	粉塵作業環境改善及安全衛生防護具	3	12	15
5	通風換氣裝置及其維護	3	13	16.25
6	粉塵作業安全衛生管理與執行	3	13	16.25

備註：有害作業主管為電腦測驗 80 題，每題 1.25 分，滿 60 分合格發證。

目錄

第一章 有害作業主管法規通識精華彙整

1-1 職業安全衛生相關法規與勞動檢查法

【名詞解釋】

1. 職業安全衛生法目的：為**防止職業災害**，**保障工作者安全及健康**。

    註：【保障工作者，因此雇主、事業單位周遭外居民若發生災害，不屬於職業安全衛生法範圍內】。

2. 職業安全衛生法適用範圍：適用於各業。但因事業規模、性質及風險等因素，中央主管機關得指定公告其適用本法之部分規定。

    註1：【軍公教等機關，若使用有害化學品或機械設備等均應遵守】。

    註2：【性質：行業別，規模：勞工人數】。

3. 職業安全衛生法主管機關：(1)**中央為勞動部**(2)直轄市為直轄市政府(3)縣（市）為縣（市）政府。

4. 工作者：(1) 勞工 (2) 自營作業者 (3) 其他受工作場所負責人指揮或監督從事勞動之人員。

5. 勞工：指受僱從事工作獲致工資者。

6. 自營作業者：指獨立從事勞動或技藝工作，獲致報酬，**且未僱用有酬人員**幫同工作者。

    註：【街頭藝人、計程車司機、個人工作室】。

7. 其他受工作場所負責人指揮或監督從事勞動之人員：指與事業單位**無僱傭關係**，於其工作場所從事勞動或以學習技能、接受職業訓練為目的從

事勞動之工作者。

　　註：【志工、建教生、實習生、職業訓練機構學員或事業單位派訓勞工
　　參與主管機關之訓練人員】。

8. 雇主：指事業主或事業之經營負責人。

9. 事業單位：指本法適用範圍內僱用勞工從事工作之機構。

10. 職業災害：指因勞動場所之建築物、機械、設備、原料、材料、化學
品、氣體、蒸氣、粉塵等或作業活動及其他職業上原因引起之工作者
(1) 疾病 (2) 傷害 (3) 失能 (4) 死亡。

　　註：【上下班交通事故爲勞動基準法所定之職業災害，不屬職業安全
　　衛生法】。

11. 勞動場所：(1) 於勞動契約存續中，由雇主所提示，使勞工履行契約提
供勞務之場所 (2) 自營作業者實際從事勞動之場所 (3) 其他受工作場所
負責人指揮或監督從事勞動之人員，實際從事勞動之場所。

12. 工作場所：指勞動場所中，接受雇主或代理雇主指示處理有關勞工事
務之人所能支配、管理之場所。

13. 作業場所：指工作場所中，從事特定工作目的之場所。

　　註：【勞工工作範圍場所由大到小爲：<u>勞動場所＞工作場所＞作業場
　　所</u>】。

14. 稱職業上原因：指隨作業活動所衍生，於勞動上一切必要行為及其附
隨行為而具有相當**因果關係**者。

　　註：【接受上級指定任務之出差、員工旅遊、尾牙等等…若罹災均屬
　　之】。

15. 合理可行範圍：指依本法及有關安全衛生法令、指引、實務規範或一
般社會通念，雇主**明知或可得而知**勞工所從事之工作，有致其生命、
身體及健康受危害之虞，<u>並可採取必要之預防設備或措施者</u>。

16. 風險評估：(1) 辨識 (2) 分析 (3) 評量風險程序。

17. 型式驗證：指由驗證機構對某一型式之機械、設備或器具等產品，審驗符合安全標準之程序。

18. 危害性之化學品：(1) 危險物：符合國家標準 **CNS15030** 分類，具有物理性危害者 (2) 有害物：符合國家標準 **CNS15030** 分類，具有健康危害者。

19. 危害性化學品之清單：(1) 化學品名稱 (2) 製造者或供應者基本資料 (3) 使用及貯存量等項目之清冊或表單。

20. 作業環境監測：指為掌握勞工作業環境實態與評估勞工暴露狀況，所採取之 (1) 規劃 (2) 採樣 (3) 測定 (4) 分析及評估之行為。

21. 其他不利之處分：指直接或間接損害勞工依法令、契約或習慣上所應享有權益之措施。

　　註：【強迫性裁員革職或扣薪等之處分】。

22. 體格檢查：指於僱用勞工時，**為識別勞工工作適性**，**考量其是否有不適合作業**之疾病所實施之身體檢查。

　　註 1：【入職前檢查為「體格檢查」，入職後檢查為「一般健康檢查」】。

　　註 2：【體格檢查費用原則為勞雇雙方協調之，一般社會觀念為勞方自付】。

23. 在職勞工應施行之健康檢查之：

　　(1) 一般健康檢查：指雇主對在職勞工，為發現健康有無異常，以提供適當健康指導、適性配工等健康管理措施，**依其年齡**於一定期間或變更其工作時所實施者。

　　(2) 特殊健康檢查：指對從事特別危害健康作業之勞工，為發現健康有無異常，以提供適當健康指導、適性配工及**實施分級管理**等健康管理措施，依其作業危害性，於一定期間或變更其工作時所實施者

(3) 特定對象及特定項目之健康檢查：指對可能爲罹患職業病之高風險群勞工，或基於疑似職業病及本土流行病學調查之需要，經中央主管機關指定公告，要求其雇主對特定勞工施行必要項目之**臨時性**檢查。

24. 安全衛生人員：指事業單位內 (1) 擬訂 (2) 規劃 (3) 推動安全衛生管理業務者。

25. 職業安全衛生管理系統：指事業單位依其規模、性質，建立包括（P）規劃（D）實施（C）評估及（A）改善措施之系統化管理體制。

(1) 政策 (2) 組織設計 (3) 規劃與實施 (4) 評估 (5) 改善措施。

(1) 計畫（Plan）

在生產製程或施工之前，周延的規劃各項安全作業標準程序（SOP）、製程規格、施工規範、負責單位以及檢驗方式…等。

(2) 執行（Do）

依據先前制定的規劃，準確的執行各項工作。

(3) 查核（Check）

在執行過程中，必須隨時檢查有無缺失，違反訂定之規範或國家法規。倘若發現計劃（Plan）和實際執行（Do）發生落差時，就該隨時提出改善的辦法。

(4) 行動（Act）

針對第 3 個步驟查核（Check）所提出的改善之道，重新修正方法，正確執行矯正措施，以利未來的工作方向越來越進步。

26. 共同作業：指事業單位與承攬人、再承攬人所僱用之勞工於**同一期間、同一工作場所從事工作**。

27. 勞工代表：(1) 事業單位設有工會者，由工會推派 (2) 無工會組織而有勞資會議者，由勞方代表推選 (3) 無工會組織且無勞資會議者，由勞工共同推選。

28. 重傷之災害：指造成罹災者肢體或器官嚴重受損，危及生命或造成其身體機能嚴重喪失，且須住院治療連續達 **24 小時**以上之災害者。

【基本知識】

1. 製造者、輸入者、供應者或雇主，對於**中央主管機關指定之機械、設備或器具**，其構造、性能及防護非符合安全標準者，不得 (1) 產製運出廠場 (2) 輸入 (3) 租賃 (4) 供應 (5) 設置。

中央主管機關指定之機械、設備或器具		
公告適用名稱	登錄型式驗證合格年份	圖樣
(1) 動力衝剪機械。 (2) 手推刨床。 (3) 木材加工用圓盤鋸。 (4) 動力堆高機。 (5) 研磨機。 (6) 研磨輪。 (7) 防爆電氣設備。 (8) 動力衝剪機械之光電式安全裝置。 (9) 手推刨床之刃部接觸預防裝置。 (10) 木材加工用圓盤鋸之反撥預防裝置及鋸齒接觸預防裝置。 (11) 其他經中央主管機關指定公告者。	自 1040101 日起產製、輸入、供應及設置等，應完成申報登錄及張貼安全標示。	(T̄S̄) 標誌 TD000000
(12) 金屬材料加工用車床（含數值控制車床）。 (13) 金屬材料加工用中心機（含銑床、搪床、傳送機）。	自 1080801 日、1100801 日起產製、輸入、供應及設置等，依性能分別適用，並完成申報登錄及張貼安全標示。	
(1) 交流電焊機用自動電擊防止裝置。	自 1070701 日起產製、輸入，應完成型式驗證合格及張貼合格標章。	(T̄S̄) 標誌 TC00000

2. 製造者或輸入者，非經中央主管機關認可之驗證機構實施型式驗證合格

及張貼合格標章,不得產製運出廠場或輸入。

3. 製造者、輸入者、供應者或雇主,不得使用驗證合格標章或易生混淆之類似標章揭示於產品。

4. 中央主管機關或勞動檢查機構,得對公告列入應實施型式驗證之產品,進行抽驗及市場查驗,業者不得 (1) 規避 (2) 妨礙 (3) 拒絕。

5. 雇主對於具有危害性之化學品,應予 (1) 標示 (2) 製備清單 (3) 揭示安全資料表 (4) 通識措施【安全資料表:SDS(Safety Data Sheet),共有 16 項內容】。

6. 雇主對於前條之化學品,應依其 (1) 健康危害 (2) 散布狀況 (3) 使用量,評估風險等級並採取分級管理措施。

7. 雇主對於經中央主管機關指定之作業場所,應訂定作業環境監測計畫,並設置或委託由中央主管機關認可之作業環境監測機構實施監測,如下表:

應訂定作業環境監測計畫及實施監測之作業場所
一、設置有中央管理方式之空氣調節設備之建築物室內作業場所。
二、坑內作業場所。
三、顯著噪音作業場所。
四、(1) 高溫 (2) 粉塵 (3) 鉛 (4) 四烷基鉛 (5) 有機溶劑 (6) 特定化學物質等作業場所。
五、其他經中央主管機關指定公告之作業場所。
註:【除了高溫每 **3** 個月至少作業環境監測 **1** 次,以上作業均為每 **6** 個月至少作業環境監測 **1** 次】。

8. 製造者或輸入者未向中央主管機關繳交化學物質安全評估報告,並經核准登記前,不得製造或輸入含有該物質之化學品。

9. 製造者、輸入者、供應者或雇主,對於經中央主管機關指定之管制性化學品,不得 (1) 製造 (2) 輸入 (3) 供應 (4) 供工作者處置使用。

10. 事業單位定期實施製程安全評估,行業如:(1) 從事石油裂解之石化工業 (2) 從事製造、處置使用危害性之化學品數量達中央主管機關規定

量以上（應建置職業安全衛生管理系統）。

11. 雇主對於經中央主管機關指定具有危險性之機械或設備，非經勞動檢查機構或中央主管機關指定之代行檢查機構檢查合格，不得使用；其使用超過規定期間者，非經再檢查合格，不得繼續使用。

危險性機械	危險性設備
固定式（移動式）起重機	鍋爐
人字臂起重桿	壓力容器
營建用升降機（提升機）	高壓氣體特定設備
吊籠	高壓氣體容器
其他經中央主管機關指定公告具有危險性之機械（設備）。	
註：上述所列危險性機械或設備之種類、應具之容量可參照危險性機械及設備安全檢查規則。	

12. 中央主管機關依機械、設備之種類、特性，就下列檢查項目分別定之：熔接、構造、竣工、定期、重新、型式、使用、變更等檢查。

13. 工作場所有立即發生危險之虞時，雇主或工作場所負責人應即令停止作業，並使勞工退避至安全場所，如下列有害作業危險之虞場所：

    (1) 自設備洩漏大量危害性化學品，致有發生爆炸、火災或中毒等危險虞時。

    (2) 於作業場所有易燃液體之蒸氣或可燃性氣體滯留，達爆炸下限值之 **30%** 以上，致有發生爆炸、火災危險之虞時。

    (3) 於儲槽等內部或通風不充分之室內作業場所，致有發生中毒或窒息危險之虞時。

    (4) 從事缺氧危險作業，致有發生缺氧危險之虞時。

    (5) 於高度 **2** 公尺以上作業，未設置防墜設施及未使勞工使用適當之個人防護具，致有發生墜落危險之虞時。

14. 勞工執行職務發現有立即發生危險之虞時，得在不危及其他工作者安

全情形下，自行停止作業及退避至安全場所，並立即向直屬主管報告。

15. 雇主應予保存健康檢查紀錄，並**負擔在職勞工健康檢查費用**。

16. 雇主體格檢查發現應僱勞工不適於從事某種工作，不得僱用。

17. 勞工健康檢查有異常情形者，經醫師健康評估不能適應原有工作者，應採醫師建議 **(1) 變更其作業場所 (2) 更換工作 (3) 縮短工作時間 (4) 健康管理措施**。

18. 雇主對在職勞工應施行 (1) 一般健康檢查 (2) 從事特別危害健康作業者之特殊健康檢查，下表為特別危害健康作業一覽表 (3) 經中央主管機關指定為特定對象及特定項目之健康檢查。

特別危害健康作業一覽表
(1) 高溫 (2) 勞工暴露工作日 **8 小時日時量平均音壓級之 85 分貝以上噪音** (3) 游離輻射 (4) 異常氣壓 (5) 鉛 (6) 四烷基鉛 (7) 粉塵 (8) 有機溶劑 (9) 特定化學物質製造、處置或使用 (10) 黃磷之製造、處置或使用 (11) 聯啶或巴拉刈之製造 (12) 其他經中央主管機關指定公告之作業。

19. 雇主應依其事業單位 (1) 規模 (2) 性質 (3) 訂定職業安全衛生管理計畫；並設置安全衛生組織、人員，實施安全衛生管理及自動檢查。

20. 職業安全衛生管理計畫為下列 16 項：

(1) 工作環境或作業危害之辨識、評估及控制。

(2) 機械、設備或器具之管理。

(3) 危害性化學品之分類、標示、通識及管理。

(4) 有害作業環境之採樣策略規劃及監測。

(5) 危險性工作場所之製程或施工安全評估。

(6) 採購管理、承攬管理及變更管理。

(7) 安全衛生作業標準。

(8) 定期檢查、重點檢查、作業檢點及現場巡視。

(9) 安全衛生教育訓練。

(10) 個人防護具之管理。

(11) 健康檢查、管理及促進。

(12) 安全衛生資訊之蒐集、分享及運用。

(13) 緊急應變措施。

(14) 職業災害、虛驚事故、影響身心健康事件之調查處理及統計分析。

(15) 安全衛生管理紀錄及績效評估措施。

(16) 其他安全衛生管理措施。

21. 經中央主管機關指定具有危險性機械或設備之操作人員，雇主應僱用經中央主管機關認可之訓練或經技能檢定之合格人員充任之。

22. 事業單位以其事業招人承攬時，其承攬人就承攬部分負本法所定雇主之責任；原事業單位就職業災害補償仍應與承攬人負連帶責任。再承攬者亦同。

23. 原事業單位違反本法或有關安全衛生規定，致承攬人所僱勞工發生職業災害時，與承攬人負連帶賠償責任。再承攬者亦同。

24. 事業單位以其事業之全部或一部分交付承攬時，應於事前告知該承攬人有關其事業工作環境、危害因素暨本法及有關安全衛生規定應採取之措施。

    註：【應於事前告知；事前：簽約後開工前告知】。

25. 承攬人就其承攬之全部或一部分交付再承攬時，承攬人亦應依前項規定告知再承攬人。**應以書面為之**，或召開協商會議並作成紀錄。

26. 事業單位與承攬人、再承攬人分別僱用勞工共同作業時，為防止職業災害，原事業單位應採取下列必要措施：

    (1) 設置協議組織，並指定工作場所負責人，擔任指揮、監督及協調之工作。

    (2) 工作之連繫與調整。

(3) 工作場所之巡視。

(4) 相關承攬事業間之安全衛生教育之指導及協助。

(5) 其他為防止職業災害之必要事項。

27. 二個以上之事業單位分別出資共同承攬工程時，應互推一人為代表人；該代表人視為該工程之事業雇主，負本法雇主防止職業災害之責任。

28. 事業單位工作場所發生職業災害，雇主應即採取必要之 (1) 急救 (2) 搶救 (3) 並會同勞工代表 (4) 實施調查 (5) 分析 (6) 作成紀錄保存 3 年。

29. 宣導本法及有關安全衛生規定時，得以 (1) 教育 (2) 公告 (3) 分發印刷品 (4) 集會報告 (5) 電子郵件 (6) 網際網路 (7) 其他足使勞工周知之方式為之。

30. 安全衛生工作守則之內容為下列 9 項：

(1) 事業之安全衛生管理及各級之權責。

(2) 機械、設備或器具之維護及檢查。

(3) 工作安全及衛生標準。

(4) 教育及訓練。

(5) 健康指導及管理措施。

(6) 急救及搶救。

(7) 防護設備之準備、維持及使用。

(8) 事故通報及報告。

(9) 其他有關安全衛生事項。

31. 未滿 18 歲與妊娠中女性及分娩後未滿一年之女性彙整一覽表：

未滿 18 歲與妊娠中女性及分娩後未滿一年之女性彙整一覽表		
未滿十八歲	妊娠中女性	分娩後未滿一年之女性
坑內	礦坑	礦坑
鉛、汞、鉻、砷…有害物散布場所	鉛及其化合物散布場所	鉛及其化合物散布場所
鑿岩機及其他有顯著振動	鑿岩機及其他有顯著振動	鑿岩機及其他有顯著振動
一定重量以上重物處理	一定重量以上重物處理	一定重量以上重物處理
其他經中央主管機關規定	其他經中央主管機關規定	其他經中央主管機關規定
有害輻射散布場所	有害輻射散布場所	
已熔礦物或礦渣之處理	已熔礦物或礦渣之處理	
起重機、人字臂起重桿之運轉	起重機、人字臂起重桿之運轉	
動力捲揚機、動力運搬機及索道之運轉	動力捲揚機、動力運搬機及索道之運轉	
橡膠化合物及合成樹脂之滾輾	橡膠化合物及合成樹脂之滾輾	
處理爆炸性、易燃性等物質之	異常氣壓	
有害粉塵散布場所	處理或暴露於影響胎兒健康工作	
運轉中機器或動力傳導裝置危險部分各項等工作	處理或暴露於二硫化碳、三氯乙烯…中央主管機關規定之危害性化學品之工作	
超過 220 伏特電力線之銜接	處理或暴露於中央主管機關規定具有致病或致死之微生物感染風險之工作	
鍋爐之燒火及操作		

32. 中央主管機關及勞動檢查機構對於各事業單位勞動場所得實施檢查。其有不合規定者，應告知違反法令條款，並通知限期改善；屆期未改善或已發生職業災害，或有發生職業災害之虞時，得通知其部分或全部停工。勞工於停工期間應由雇主照給工資。

33. 工作者發現下列情形之一者，得向雇主、主管機關或勞動檢查機構申訴 (1) 事業單位違反本法或有關安全衛生之規定 (2) 疑似罹患職業病 (3) 身體或精神遭受侵害。

34. 勞動檢查員執行職務，除左列事項外，不得事先通知事業單位：

    (1) 第 26 條規定之審查或檢查（危險性工作場所）。

    (2) 危險性機械或設備檢查。

    (3) 職業災害檢查。

    (4) 其他經勞動檢查機構或主管機關核准者。

35. 上述危險性工作場所，非經勞動檢查機構審查或檢查合格，事業單位不得使勞工在該場所作業：

    (1) 從事石油裂解之石化工業之工作場所。

    (2) 農藥製造工作場所。

    (3) 爆竹煙火工廠及火藥類製造工作場所。

    (4) 設置高壓氣體類壓力容器或蒸汽鍋爐，其壓力或容量達中央主管機關規定者之工作場所。

    (5) 製造、處置、使用危險物、有害物之數量達中央主管機關規定數量之工作場所。

    (6) 中央主管機關會商目的事業主管機關指定之營造工程之工作場所。

    (7) 其他中央主管機關指定之工作場所。

36. 勞動檢查員為執行檢查職務，得隨時進入事業單位，雇主、雇主代理人、勞工及其他有關人員均不得無故拒絕、規避或妨礙。

37. 事業單位有關人員之拒絕、規避或妨礙，非警察協助不足以排除時，

　　勞動檢查員得要求警察人員協助。

38. 勞動檢查員進入事業單位進行檢查時，應主動出示勞動檢查證，並告知雇主及工會。事業單位對未持勞動檢查證者，得拒絕檢查。

39. 事業單位不得對申訴勞動檢機構之勞工，終止勞動契約或為其他不利勞工之處分。

40. 勞動檢查機構受理勞工申訴必須保持秘密，不得洩漏勞工申訴人身分。

【常考數字】

1. 危險性機械及設備容量一覽表

名稱	類型	說明
危險性機械	斯達卡式起重機	吊升荷重在 **1 公噸以上**。
	固定式起重機	吊升荷重在 **3 公噸以上**
	移動式起重機	吊升荷重在 **3 公噸以上**
	人字臂起重桿	吊升荷重在 **3 公噸以上**
	營建用升降機	營建工地施工使用
	營建用提升機	導軌或升降路高度在 **20 公尺以上**
	吊籠	載人用
危險性設備	鍋爐	水頭壓力超過 **10 公尺**，或傳熱面積超過 **8 平方公尺**，且液體使用溫度超過其在 **1 大氣壓**之沸點之熱媒鍋爐以外之熱水鍋爐。
	壓力容器	最高使用壓力超過每平方公分 **1 公斤**，且內容積超過 **0.2 公尺**之第一種壓力容器。
	高壓氣體特定設備	溫度在攝氏 **3 度**時，表壓力在每平方公分 **50 公斤以下**之空氣壓縮裝置之容器。
	高壓氣體容器	指供灌裝高壓氣體之容器中，相對於地面可移動，其內容積在 **500 公升以上者**

2. 特殊作業休息時間一覽表

特殊作業	特殊作業休息時間
高溫作業	1 日不得超過 **6 小時**工作時間
高架作業	連續工作 **2 小時**之內： 1. 高度在 **2 公尺以上未滿 5 公尺者**，應至少休息 **20 分鐘**。 2. 高度在 **5 公尺以上未滿 20 公尺者**，應至少休息 **25 分鐘**。 3. 高度在 **20 公尺以上者**，應至少休息 **35 分鐘**。

特殊作業	特殊作業休息時間
異常氣壓作業	分配自開始加壓至開始減壓之高壓下時間。
精密作業	**每連續工作 2 小時，應至少 15 分鐘**休息。
重體力勞動作業	**每工作 1 小時應至少 20 分鐘**休息。
其他作業	應規定減少勞工工作時間，並在工作時間中予以適當休息。

3. 事業單位勞工人數在 **50 人以上**者，應僱用或特約醫護人員，辦理健康管理、職業病預防及健康促進等勞工健康保護事項。

4. 勞工應遵守之三大條款，違法罰則處新台幣 **3000 元以下**罰緩。

　註：【由雇主向縣市政府舉證告發】。

職業安全衛生法	主要內容
第20條	勞工應接受雇主所施行： (1) 一般健康檢查。 (2) 從事特別危害健康作業者之特殊健康檢查。 (3) 經中央主管機關指定為特定對象及特定項目之健康檢查。 備註：雇主於僱用勞工時，應施行新人之體格檢查，該檢查費用為雇主與勞工協調之，若未協調原則上為勞工自行負擔。
第32條	勞工應接受雇主施以從事工作與預防災變所必要之安全衛生教育及訓練（含公司內訓及外派訓練）。
第34條	勞工應遵守雇主所訂定適合其需要之工作守則。

5. 各類勞工健康檢查頻率與資料保存年限

檢查對象	檢查類別	檢查頻率	保存年限
新聘勞工	一般體格檢查	僱用時（臨時性作業，得免實施）	7
新聘勞工	特殊體格檢查		10、30
在職勞工	一般健康檢查	➤ **未滿 40 歲 5 年 1 次。** ➤ **40 歲以上未滿 65 歲 3 年 1 次。** ➤ **65 歲以上每年 1 次。**	7
	特殊健康檢查	1 年 1 次與變更其作業時	10、30

6. 事業單位勞動場所發生下列職業災害之一者，雇主應於 8 小時內通報勞動檢查機構：

(1) 發生**死亡災害**。

(2 發生災害之罹災人數在 **3 人以上**。

　　註：【罹災人員應達 **1 日以上之暫時全失能災害**】。

(3) 發生災害之罹災人數在 **1 人以上，且需住院治療**。

　　註：【住院觀察者不算，需住院加治療才符合法規所定】。

(4) 其他經中央主管機關指定公告之災害。

(5) 雇主非經司法機關或勞動檢查機構許可，不得移動或破壞現場。

　　「暫時全失能」定義：暫時全失能係指罹災人未死亡，亦未永久失能。但不能繼續其正常工作，必須休班離開工作場所，損失時間在 1 日以上（包括星期日、休假日或事業單位停工日），暫時不能恢復工作者。

7. 中央主管機關指定之事業（50 人以上），雇主應依規定填載職業災害內容及統計，按月（10 號前）報請勞動檢查機構備查，並公布於工作場所。

8. 勞工遭遇職業傷害或罹患職業病而死亡時，雇主除給與 5 個月平均工資之喪葬費外（3 天內），並應一次給與其遺屬 40 個月平均工資之死亡補償（15 天內）。其遺屬受領 **（2 年間不行使而消滅）** 死亡補償之順位如下：(1) 配偶及子女 (2) 父母 (3) 祖父母 (4) 孫子女 (5) 兄弟姐妹。

9. 勞動檢查員對於事業單位之檢查結果，其有違反勞動法令規定事項者，勞動檢查機構並應於 **10 日內**以書面通知事業單位立即改正或限期改善。事業單位對前項檢查結果，應於違規場所顯明易見處**公告 7 日以上**。

10. 勞動檢查機構於受理勞工申訴後，應儘速就其申訴內容派勞動檢查員實施檢查，並應於 **14 日內**將檢查結果通知申訴人

11. 違法職業安全衛生法相關罰則經典題型：

內容	罰則
1. 危險性機械或設備使用超過規定期間，未經在檢查合格而繼續使用，致發生勞工死亡之職業災害。 2. 雇主未提供符合規定之安全衛生設備及措施，致事業單位工作場所發生死亡之職業災害。	處 3 年以下有期徒刑、拘役或科或併科新臺幣 30 萬元以下罰金。
3. 雇主非經司法機關或勞動檢查機構許可，移動或破壞現場。 4. 違反中央主管機關或勞動檢查機構所發停工之通知。 5. 僱用未滿 18 歲或妊娠、分娩 1 年內女性從事危險性作業。 6. 其他違法行為致使勞工罹災受傷。	處 1 年以下有期徒刑、拘役或科或併科新臺幣 18 萬元以下罰金。
7. 危害性化學品洩漏或引起火災、爆炸致發生勞工罹災受傷之職業災害者。	處新臺幣 30 萬元以上 300 萬元以下罰鍰；經通知限期改善，屆期未改善，並得按次處罰。
8. 最常考的。	處新臺幣 3 萬元以上 30 萬元以下罰鍰。

【參考題庫】

(③) 1.

　　為防止職業災害，保障工作者安全及健康為下列何種法規？
①勞動基準法②社會福利法③職業安全衛生法④消費者保護
法。

　　解 職業安全衛生法第 1 條：

　　　　為**防止職業災害**，保障工作者安全及健康，特制定本
法；其他法律有特別規定者，從其規定。

(③) 2.

　　下列何者不屬於職業安全衛生法所稱之職業災害？①勞工因
工作罹患疾病②勞工於噴漆時有機溶劑中毒③化學工廠爆炸
致居民死傷多人④勞工為修理機器感電死亡。

　　解 職業安全衛生法第 2 條第 1 款：

　　　　工作者：**指勞工、自營作業者及其他受工作場所負責人
指揮或監督從事勞動之人員。**

(③) 3.

　　依職業安全衛生法規定，職業災害係工作者於下列何種場所
之建築物、機械、設備、原料、材料、化學物品、氣體、蒸
氣、粉塵等或作業活動及其他職業上原因引起之疾病、傷
害、失能或死亡？①作業場所②工作場所③勞動場所④活動
場所。

　　解 職業安全衛生法第 2 條第 5 款：

　　　　職業災害：指因**勞動場所**之建築物、機械、設備、原
料、材料、化學品、氣體、蒸氣、粉塵等或作業活動及
其他職業上原因引起之工作者疾病、傷害、失能或死亡。

（　①　）4.

職業安全衛生法之中央主管機關為下列何者？①勞動部②內政部③衛生福利部④經濟部。

解　職業安全衛生法第 3 條：

本法所稱主管機關：在**中央為勞動部**；在直轄市為直轄市政府；在縣（市）為縣（市）政府。

（　①　）5.

職業安全衛生法之適用範圍為？①各業②軍公教③製造業④營造業。

解　職業安全衛生法第 4 條：

本法適用於各業。但因**事業規模、性質及風險**等因素，中央主管機關得指定公告其適用本法之部分規定。

（　④　）6.

依職業安全衛生法規定，雇主設置下列何種機械應符合中央主管機關所定防護標準？①升降機②起重機③吊籠④動力衝剪機械。

解　職業安全衛生法施行細則第12條第1款：**動力衝剪機械**。

（　④　）7.

依職業安全衛生法規定，雇主對於工作場所內具有危害性之化學品，下列選項何者非其應採取之措施？①應予標示②製備清單③揭示安全資料表④隱密危害性資訊。

解　職業安全衛生法第 10 條：

雇主對於具有危害性之化學品，**應予標示、製備清單及揭示安全資料表**，並採取必要之通識措施。

（　④　）8.

依職業安全衛生法規定，下列何者非化學品分級管理，用以

評估健康危害風險等級之項目？①散布狀況②健康危害③使用量④價格高低。

解　職業安全衛生法第 11 條：

雇主對於前條之化學品，應依其**健康危害、散布狀況及使用量**等情形，評估風險等級，並採取分級管理措施。

（　②　）9.

依職業安全衛生法規定，製造者、輸入者、供應者或雇主，對於中央主管機關指定之優先管理化學品，應將相關運作資料報請下列選項哪一單位備查？①勞動檢查機構②中央主管機關③地方縣市政府④第三方監測機構。

解　職業安全衛生法第 14 條：

製造者、輸入者、供應者或雇主，對於中央主管機關指定之優先管理化學品，**應將相關運作資料報請中央主管機關備查**。

（　③　）10.

依職業安全衛生法規定，下列情事之一之工作場所應依中央主管機關規定之期限，定期實施製程安全評估？①營建工程②金融保險③從事石油裂解之石化工業④大型演藝廳。

解　職業安全衛生法第 15 條：

有下列情事之一之工作場所，事業單位應依中央主管機關規定之期限，定期實施**製程安全評估**，並製作製程安全評估報告及採取必要之預防措施；製程修改時，亦同：

一、**從事石油裂解之石化工業**。

二、從事製造、處置或使用危害性之化學品數量達中央主管機關規定量以上。

（　②　）11.

依職業安全衛生法規定，勞工工作場所之建築物，應由依法登記開業之何種技師設計？①工業安全技師②建築師③土木技師④結構技師。

解　職業安全衛生法第 17 條：

勞工工作場所之建築物，**應由依法登記開業之建築師**依建築法規及本法關安全衛生之規定設計。

（　①　）12.

依職業安全衛生法規定，勞工執行職務發現有立即發生危險之虞時，得在不危及其他工作者安全情形下，自行停止作業及退避至安全場所，並立即向下列選項何許人報告？①直屬主管②同事③勞動檢查員④醫護人員。

解　職業安全衛生法第 18 條：

工作場所有立即發生危險之虞時，雇主或工作場所負責人應即令停止作業，並使勞工退避至安全場所。

勞工執行職務發現有立即發生危險之虞時，得在不危及其他工作者安全情形下，自行停止作業及退避至安全場所，**並立即向直屬主管報告**。

（　③　）13.

依職業安全衛生法規定，在高溫場所工作之勞工，雇主不得使其每日工作時間超過多少小時？①2②4③6④8　小時。

解　職業安全衛生法第 19 條：

在在高溫場所工作之勞工，雇主**不得使其每日工作時間超過 6 小時**；異常氣壓作業、高架作業、精密作業、重體力勞動或其他對於勞工具有特殊危害之作業，亦應規定減少勞工工作時間，並在工作時間中予以適當之休息。

（　③　）14.

依職業安全衛生法規定，下列何種非屬應減少勞工作時間之特殊危害作業？①高溫作業②高架作業③有機溶劑作業④精密作業。

解 說明如 1-1 職業安全衛生相關法規與勞動檢查法，參考題第 13 題。

（　①　）15.

依職業安全衛生法規定，僱用勞工時應施行下列何種檢查？①體格檢查②一般健康檢查③特殊健康檢查④特定對象及特定項目之健康檢查。

解 職業安全衛生法第 20 條：

雇主於**僱用勞工時，應施行體格檢查**。

備註：**體格檢查指於僱用勞工時**，為識別勞工工作適性，考量其是否有不適合作業之疾病所實施之身體檢查。

（　③　）16.

勞工在職定期檢康檢查費用應由何者負擔？①勞工②勞雇平均分擔③雇主④勞工保險局。

解 說明如 1-1 職業安全衛生相關法規與勞動檢查法，參考題第 15 題，應為雇主工作，故由雇主支付。

（　③　）17.

依職業安全衛生法規定，下列何種非屬雇主對在職勞工應實施之健康檢查？①一般健康檢查②特殊健康檢查③癌症篩檢④特定對象及特定項目之健康檢查。

解 癌症篩檢為勞工自行決定是否要實施之其他健康檢查項目。

（　③　）18.

健康檢查發現勞工有異常情形者，其經醫師健康評估結果，不能適應原有工作者，下列選項何者非其應採取之措施？①更換工作②縮短工時③予以解職④變更作業場所。

解　職業安全衛生法第 21 條：

健康檢查發現勞工有異常情形者，應由醫護人員提供其健康指導；其經醫師健康評估結果，不能適應原有工作者，應參採醫師之建議，**變更其作業場所、更換工作或縮短工作時間，並採取健康管理措施**。

（　②　）19.

依職業安全衛生法規定，事業單位勞工人數在多少人以上者，應僱用或特約醫護人員，辦理健康管理、職業病預防及健康促進等勞工健康保護事項？①30②50③100④200　人。

解　職業安全衛生法第 22 條：

事業單位**勞工人數在 50 人以上者**，應僱用或特約醫護人員，辦理健康管理、職業病預防及健康促進等勞工健康保護事項。

（　②　）20.

依職業安全衛生法規定，事業單位應依其規模、性質，訂定下列何種管理文件？①損失控制計畫②職業安全衛生管理計畫③員工獎懲管理計畫④職業災害防止計畫。

解　職業安全衛生法第 23 條：

雇主應依其事業單位之規模、性質，**訂定職業安全衛生管理計畫**；並設置安全衛生組織、人員，實施安全衛生管理及自動檢查。

備註：勞工人數在 30 人以上者，應訂定職業安全衛生管

理計畫。

（　①　）21.

某工程由甲營造公司承建，甲營造公司再將其中之施工架組配及拆除交由乙公司施作，則甲公司就職業安全衛生法而言是何者？①原事業單位②承攬人③再承攬人④業主。

解 職業安全衛生法第 25 條：

事業單位以其事業招人承攬時，其承攬人就承攬部分**負本法所定僱主之責任；原事業單位**就職業災害補償仍應與承攬人負連帶責任。再承攬者亦同。

原事業單位違反本法或有關安全衛生規定，致承攬人所僱勞工發生職業災害時，與承攬人負連帶賠償責任。再承攬者亦同。

（　①　）22.

有關於承攬管理責任下列何者正確？①原事業單位交付廠商承攬，如發生承攬商所僱勞工死亡職災，原事業單位應與承攬商負連帶補償責任②依承攬商契約決定責任③視職業災害究責是否有無需負補償責任④承攬商應自負自己所僱勞工之所有責任，原事業單位無相關責任。

解 說明如 1-1 職業安全衛生相關法規與勞動檢查法，參考題第 21 題。

（　④　）23.

依職業安全衛生法規定，事業單位以其事業之全部或一部份交付承攬時，事前告知之事項未包括下列何者？①危害因素②事業工作環境③有關安全衛生規定應採取之措施④人員薪資。

解 職業安全衛生法第 26 條：

事業單位以其事業之全部或一部分交付承攬時，應於事前告知該承攬人有關其**事業工作環境、危害因素**暨本法**及有關安全衛生規定應採取之措施**。

承攬人就其承攬之全部或一部分交付再承攬時，承攬人亦應依前項規定告知再承攬人。

(①) 24.

水泥製品製造廠甲公司將其成品之吊裝及運送交付乙公司承攬並與該公司共同作業，下列敘述何者有誤？①甲公司對於乙公司使用之機具設備無權管制②甲公司應告知乙公司有關其事業工作環境、危害因素暨職業安全衛生法及有關安全衛生規定應採取之措施③甲公司應與乙公司協議劃一危險性機械之操作信號④對於乙公司之勞工，甲公司應提供相關安全衛生教育訓練之協助。

> 解 說明如 1-1 職業安全衛生相關法規與勞動檢查法，參考題第 23 題，甲公司對於乙公司使用之機具設備**仍擁有權管制**。

(①) 25.

事業單位以其事業之全部或一部分交付承攬，並與承攬人、再承攬人分別僱用勞工共同作業，如再承攬人之勞工未依規定接受安全衛生教育訓練即進入工作場所作業時，下列敘述何者不正確？①屬再承攬人之勞工，與原事業單位無關②原事業單位應管制，不准其進場③再承攬人之雇主違反職業安全衛生法規定④原事業單位應協助再承攬人之勞工符合勞工法令。

> 解 說明如 1-1 職業安全衛生相關法規與勞動檢查法，參考題第 23 題。**承攬人亦應依前項規定告知再承攬人。**

（　③　）26.

依職業安全衛生法規定，事業單位與承攬人、再承攬人分別僱用勞工共同作業時，應由何者指定工作場所負責人，擔任統一指揮及協調工作？①承攬人②再承攬人③原事業單位④檢查機構。

|解| 職業安全衛生法第 27 條：

事業單位與承攬人、再承攬人分別僱用勞工共同作業時，為防止職業災害，**原事業單位應**採取下列必要措施：

一、設置協議組織，並**指定工作場所負責人，擔任指揮、監督及協調之工作**。

二、工作之連繫與調整。

三、工作場所之巡視。

四、相關承攬事業間之安全衛生教育之指導及協助。

五、其他為防止職業災害之必要事項。

事業單位分別交付二個以上承攬人共同作業而未參與共同作業時，應指定承攬人之一負前項原事業單位之責任。

（　①　）27.

二個以上之事業單位分別出資共同承攬時，防止職業災害之雇主責任應由下列何者負責？①此二事業單位互推一人為代表人②二事業單位一起負責③出資較多的事業單位④勞工人數較多的事業單位。

|解| 職業安全衛生法第 28 條：

二個以上之事業單位分別出資共同承攬工程時，**應互推一人為代表人**；該代表人視為該工程之事業雇主，負本法雇主防止職業災害之責任。

(①) 28.

依職業安全衛生法規定，17 歲男性工作者可從事下列何種工作？①有機溶劑作業②坑內工作③有害輻射散布場所④處理易燃性物質。

解 職業安全衛生法第 29 條：

有機溶劑作業非屬雇主不得使未滿 18 歲者從事下列危險性或有害性工作。

(①) 29.

依職業安全衛生法規定，妊娠中之女性勞工工作者可從事下列何種工作？①噪音作業②異常氣壓之工作③鉛及其化合物散布場所之工作④三氯乙烯、環氧乙烷化學品處理之工作。

解 職業安全衛生法第 30 條第 1 項：

噪音作業非屬雇主不得使妊娠中之女性勞工從事下列危險性或有害性工作。

(②) 30.

依職業安全衛生法規定，雇主不得使分娩後未滿 1 年女性勞工從事下列何種危險性或有害性工作？①異常氣壓工作②礦坑工作③有害輻射散布場所之工作④起重機運轉工作。

解 職業安全衛生法第 30 條第 2 項：

礦坑工作屬於雇主不得使分娩後未滿一年之女性勞工從事下列危險性或有害性工作。

(②) 31.

下列何者非屬職業安全衛生法勞工法定應接受義務？①參加安全衛生教育訓練②實施作業環境監測③定期接受檢康檢查④遵守安全衛生工作守則。

解 職業安全衛生法第 32 條：

雇主對勞工應施以從事工作與預防災變所必要之安全衛生教育及訓練。（**勞工對於安全衛生教育及訓練，有接受之義務**）。

（　①　）32.

勞動檢查機構對於各事業單位勞動場所得實施檢查，其有發生職業災害之虞時，得通知其部分或全部停工。勞工於停工期間雇主是否有無給與工資？①雇主照給工資②當地主管機關補助工資③勞動檢查機構補助工資④不用給工資。

解　職業安全衛生法第 36 條：

中央主管機關及勞動檢查機構對於各事業單位勞動場所得實施檢查。其有不合規定者，應告知違反法令條款，並通知限期改善；屆期未改善或已發生職業災害，或有發生職業災害之虞時，得通知其部分或全部停工。**勞工於停工期間應由雇主照給工資**。

（　④　）33.

依職業安全衛生法規定，事業單位工作場所如發生職業災害，應由下列何者會同勞工代表實施調查、分析及作成紀錄？①勞動檢查機構②警察局③縣市政府④雇主。

解　職業安全衛生法第 37 條：

事業單位工作場所發生職業災害，**雇主應即採取必要之急救、搶救等措施，並會同勞工代表實施調查、分析及作成紀錄**。

事業單位勞動場所發生下列職業災害之一者，雇主**應於 8 小時內通報勞動檢查機構**：

一、發生**死亡災害**。

二、發生災害之**罹災人數在 3 人以上（暫時全失能）**。

三、發生災害之罹災人數在**1 人以上，且需住院治療**。

四、其他經中央主管機關指定公告之災害。

勞動檢查機構接獲前項報告後，應就工作場所發生死亡或重傷之災害派員檢查。

事業單位發生第二項之災害，除必要之急救、搶救外，雇主非經司法機關或勞動檢查機構許可，不得移動或破壞現場。

(④) 34.

事業單位若發生死亡職災時，有關於災害處理下列何者為非？①應於 8 小時內通報勞動檢查機構②應實施調查、分析並作成紀錄③非經許可不得移動或破壞現場④如已報告勞動檢查機構後，則免於當月職業災害統計月報表中陳報。

解 除了當下陳報外，仍應再陳報當月職業災害統計月報表。

(①) 35.

勞工發生死亡職災時，雇主應經下列何單位許可後，方可移動或破壞現場？①勞動檢查機構②罹災者家屬③保險公司④員工表決過半數。

解 說明如 1-1 職業安全衛生相關法規與勞動檢查法，參考題第 33 題。

(④) 36.

依職業安全衛生法規定，下列何者無須通報勞動檢查機構？①勞工於勞動場所發生死亡職業災害②勞工於工作場所中因操作不慎受傷，經醫生診療後應住院治療③工廠發生 3 人以上罹災之職業災害④勞工於上下班途中發生交通事故。

解 說明如 1-1 職業安全衛生相關法規與勞動檢查法，參考題第 33 題。

（　①　）37.

　　事業單位之勞工於工作場所發生死亡職災時，應由下列何者會同勞工代表實施調查、分析及作成紀錄？①勞動檢查機構②罹災者家屬③直屬主管④雇主。

解　說明如 1-1 職業安全衛生相關法規與勞動檢查法，參考題第 33 題。

（　②　）38.

　　依職業安全衛生法規定，事業勞工人數在 50 人以上之事業，雇主應多久填載職業災害統計，報請勞動檢查機構備查？①每週②每月③每季④每年。

解　職業安全衛生法第 38 條：

　　中央主管機關指定之事業，雇主應依規定填載職業災害內容及統計，**按月**報請勞動檢查機構備查，並公布於工作場所。（**10 日前**）

　　職業安全衛生法施行細則第 51 條：

　　一、勞工人數在 50 人以上之事業。

　　二、勞工人數未滿 50 人之事業，經中央主管機關指定，並由勞動檢查機構函知者。

（　④　）39.

　　勞工如發現事業單位違反有關安全衛生之規定時，依職業安全衛生法規定，其申訴對象不包括下列何者？①雇主②主管機關③檢查機構④目的事業主管機關。

解　職業安全衛生法第 39 條：

　　工作者發現下列情形之一者，得向**雇主、主管機關或勞動檢查機構申訴**：

　　一、事業單位違反本法或有關安全衛生之規定。

二、疑似罹患職業病。

三、身體或精神遭受侵害。

主管機關或勞動檢查機構為確認前項雇主所採取之預防及處置措施，得實施調查。

前項之調查，必要時得通知當事人或有關人員參與。

雇主不得對第一項申訴之工作者予以解僱、調職或其他不利之處分。

(②) 40.

依職業安全衛生法規定，下列何種情形得處 3 年以下有期徒刑？①雇主僱用勞工時未施行體格檢查②鍋爐使用超過規定期間，未經再檢查合格而繼續使用致發生勞工死亡之職業災害③未設置安全衛生組織或管理人員④未對勞工施以從事工作所必要之安全衛生教育訓練。

解 職業安全衛生法第 40 條：

違反第 6 條第 1 項（雇主未對機械、設備或器具等引起之危害有符合法規之防止措施）或第 16 條第 1 項（違反雇主對於經中央主管機關指定具有危險性之機械或設備，非經勞動檢查機構或中央主管機關指定之代行檢查機構檢查合格，不得使用；其使用超過規定期間者，非經再檢查合格，不得繼續使用。）之規定，致發生第 37 條第 2 項第 1 款之災害者，處 3 年以下有期徒刑、拘役或科或併科新臺幣 30 萬元以下罰金。法人犯前項之罪者，除處罰其負責人外，對該法人亦科以前項之罰金。

另選項①③④應罰緩 3 萬元以上～15 萬元以下罰緩。

(④) 41.

於工作場所內其危害性化學品洩漏或引起火災、爆炸致發生

勞工死亡職災時，處新臺幣多少元罰鍰？① 3 萬元以上 30 萬元以下② 10 萬元以上 100 萬以下③ 20 萬元以上 200 萬元以下④ 30 萬元以上 300 萬元以下。

> |解| 職業安全衛生法第 42 條：
>
> 違反第 15 條第 1 項、第 2 項之規定，其危害性化學品洩漏或引起火災、爆炸致發生第 37 條第 2 項之職業災害者，**處新臺幣 30 萬元以上 300 萬元以下罰鍰**；經通知限期改善，屆期未改善，並得按次處罰。

(②) 42.

依職業安全衛生法規定，經中央主管機關指定具有危險性之機械或設備操作人員，雇主應僱用經中央主管機關認可之訓練或經技能檢定合格之人員充任之，如違反者雇主應受何種處罰？①處一年以下有期徒刑、拘役、科或併科新台幣 9 萬元以下罰鍰②處新台幣 3 萬元以上 30 萬元以下罰鍰③處新台幣 3 萬元以上 6 萬元以下罰鍰④處新台幣 3 仟元以下罰鍰。

> |解| 職業安全衛生法第 43 條第 2 款：
>
> 違反職業安全衛生法第 24 條：經中央主管機關指定具有危險性機械或設備之操作人員，雇主應僱用經中央主管機關認可之訓練或經技能檢定之合格人員充任之。處**新臺幣 3 萬元以上 30 萬元以下罰鍰**。

(③) 43.

規避、妨礙或拒絕職業安全衛生法規定之檢查、調查，處新臺幣多少元罰鍰？① 3 萬元以上 15 萬元以下② 30 萬元以上 300 萬以下③ 3 萬元以上 30 萬元以下④ 6 萬元以上 30 萬元以下。

> |解| 職業安全衛生法第 43 條第 4 款：

規避、妨礙或拒絕本法規定之檢查、調查、抽驗、市場查驗或查核，處新臺幣 **3 萬元以上 30 萬元以下罰鍰**。

(③) 44.

勞工不參加雇主安排之安全衛生教育訓練，下列何者敘述正確？①雇主得予處分罰緩 3000 元以下②法院得予判決有徒刑③勞動檢查機構得予處分罰緩 3000 元以下④員工可以拒絕參加。

解 職業安全衛生法第 46 條：

違反第 20 條第 6 項、第 32 條第 3 項或第 34 條第 2 項之規定者，處新臺幣 **3000 以下罰鍰**。

(③) 45.

於工作場所代表雇主從事管理、指揮或監督工作者從事勞動之人員，為職業安全衛生法規中之何人？①職業安全衛生管理員②各級業務主管③工作場所負責人④實際經營負責人。

解 職業安全衛生法施行細則第 3 條：

工作場所負責人，指雇主或於該工作場所代表雇主從事管理、指揮或監督工作者從事勞動之人。

(④) 46.

於勞動契約存續中，由雇主所提示，**使勞工履行契約提供勞務之場所**，為職業安全衛生法施行細則所稱之何種場所？①職業場所②工作場所③作業場所④勞動場所。

解 職業安全衛生法施行細則第 5 條：

勞動場所，包括下列場所：

一、於勞動契約存續中，**由雇主所提示，使勞工履行契約提供勞務之場所**。

二、自營作業者實際從事勞動之場所。

三、其他受工作場所負責人指揮或監督從事勞動之人

員，實際從事勞動之場所。

（　③　）47.

指勞動場所中，接受雇主或代理雇主指示處理有關勞工事務之人所能支配、管理之場所，為下列何種場所？①作業場所②公共場所③工作場所④就業場所。

解　為職業安全衛生法施行細則第 5 條之工作場所。

（　③　）48.

依中央主管機關指定之機械、設備或器具，應審驗符合安全標準之程序之何項驗證？①有效驗證②安全驗證③型式驗證④合格驗證。

解　職業安全衛生法施行細則第 13 條：

型式驗證，指由驗證機構對某一型式之機械、設備或器具等產品，審驗符合安全標準之程序。

（　③　）49.

依職業安全衛生法施行細則，所稱具有危害性之化學品，應符合國家標準哪項分類？①CNS14253②CNS4750③CNS15030④CNS12924。

解　職業安全衛生法施行細則第 14 條：

具有危害性之化學品，指下列之危險物或有害物：

一、危險物：符合國家標準 **CNS15030** 分類，具有物理性危害者。

二、有害物：符合國家標準 **CNS15030** 分類，具有健康危害者。

（　②　）50.

作業環境監測屬下列何者？①危害認知②危害評估③危害控制④環境管理。

解 職業安全衛生法施行細則第 17 條：

作業環境監測，指為掌握勞工作業環境實態與評估勞工暴露狀況，所採取之**規劃、採樣、測定、分析及評估**。

（ ② ）51.

依職業安全衛生法施行細則，下列何者非屬雇主應實施作業環境監測之作業場所？①顯著噪音作業場所②高架作業場所③高溫作業場所④指定之粉塵作業場所。

解 高架作業場所**非屬**作業環境監測範圍內之作業。

（ ② ）52.

依職業安全衛生法施行細則規定，下列何者非屬一定容量以上之危險性機械？①固定式起重機②鍋爐③吊籠④人字臂起重桿。

解 職業安全衛生法施行細則第 23 條：

鍋爐為危險性設備，非機械。

（ ④ ）53.

依職業安全衛生法施行細則規定，下列何者非為立即發生危險之虞時，勞工處於需採取緊急應變或立即避難之情形？① 2 公尺以上未使用防墜落措施②作業場所有達爆炸下限 30% 以上可燃性氣體之場所③道路作業未採取管制措施之場所④氧氣濃度達 18% 以上之作業場所。

解 應為**氧氣濃度未滿 18%** 之作業場所為立即發生危險之避難情形。

（ ① ）54.

依職業安全衛生法規定，僱用勞工時應施行下列何種檢查？①體格檢查②定期健康檢查③特殊健康檢查④其他經中央主管機關指定之健康檢查。

解 職業安全衛生法施行細則第 27 條第 1 項：

體格檢查指於僱用勞工時，為識別勞工工作適性，考量其是否有不適合作業之疾病所實施之身體檢查。

(②) 55.

下列哪<u>些</u>屬於非屬職業安全衛生法所稱之特別危害健康作業？①高溫作業②高架作業③游離輻射作業④聯啶製造作業。

解 職業安全衛生法施行細則第 28 條：

精密、異常氣壓、高溫、高架、重體力等作業**屬於特殊作業**。

(③) 56.

依職業安全衛生法施行細則規定，下列何者非職業安全衛生管理計畫應包含之安全衛生事項？①安全衛生教育訓練②安全衛生資訊之蒐集、分享及運用③公司收支損失平衡分析④個人防護具之管理。

解 職業安全衛生法施行細則第 31 條：

公司收支平衡分析，非職業安全衛生計畫之一環。

(①) 57.

依職業安全衛生法施行細則所定職業安全衛生管理計畫，包括幾款安全衛生事項？① 16 ② 14 ③ 12 ④ 10　款。

解 職業安全衛生計畫及管理**共有 16 款**。

(①) 58.

下列何者為事業單位內擬訂、規劃、推動及督導職業安全衛生有關業務之組織？①職業安全衛生管理單位②人力資源管理單位③職業安全衛生委員會組織④風紀委員會。

解 職業安全衛生法施行細則第 32 條：

安全衛生組織，包括下列組織：

一、**職業安全衛生管理單位**：為事業單位內擬訂、規劃、推動及督導職業安全衛生有關業務之組織。

二、職業安全衛生委員會：為事業單位內審議、協調及建議職業安全衛生有關業務之組織。

(④) 59.

職業安全衛生法所稱有母性健康危害之虞之工作，不包括下列何種工作型態？①長時間站立姿勢作業②人力提舉、搬運及推拉重物③輪班及夜間工作④駕駛運輸車輛。

解 職業安全衛生法施行細則第 39 條：

本法第 31 條第 1 項所稱有母性健康危害之虞之工作，指其從事可能影響胚胎發育、妊娠或哺乳期間之母體及幼兒健康之下列工作：

一、工作暴露於具有依國家標準 CNS15030 分類，屬生殖毒性物質、生殖細胞致突變性物質或其他對哺乳功能有不良影響之化學品者。

二、勞工個人工作型態易造成妊娠或分娩後哺乳期間，產生健康危害影響之工作，包括勞工作業姿勢、人力提舉、搬運、推拉重物、輪班及工作負荷等工作型態，致產生健康危害影響者。

三、其他經中央主管機關指定公告者。

(④) 60.

職業安全衛生法所稱有母性健康危害之虞之工作，係指對於具生育能力之女性勞工從事工作，可能會導致的一些影響。下列何者除外？①胚胎發育②妊娠期間之母體健康③哺乳期間之幼兒健康④經期紊亂。

解 說明如 1-1 職業安全衛生相關法規與勞動檢查法，參考

題第 59 題。

（　③　）　61.

依職業安全衛生法施行細則規定，安全衛生工作守則之內容應依下列那一事項擬訂之？①事業之經營方針②勞工學歷③教育及訓練④勞工體能狀態。

解 說明如 1-1 職業安全衛生相關法規與勞動檢查法，基本知識 30. 安全衛生工作守則。

（　①　）62.

事業單位訂定之安全衛生工作守則，其適用區域跨二以上勞動檢查機構轄區時，應？①報請中央主管機關指定之勞動檢查機構備查②報請縣市政府備查③報請勞工局備查④事業單位各自存備查。

解 職業安全衛生法施行細則第 42 條：

安全衛生工作守則，得依事業單位之實際需要，訂定適用於全部或一部分事業，並得依工作性質、規模分別訂定，報請勞動檢查機構備查。

事業單位訂定之安全衛生工作守則，其適用區域跨二以上勞動檢查機構轄區時，**應報請中央主管機關指定之勞動檢查機構備查**。

（　②　）63.

依職業安全衛生法施行細則規定，會同訂定安全衛生工作守則及參與實施職業災害調查分析之勞工代表的推派或推選，依優先順序，其第一優先為下列何者？①由勞資會議之勞方代表推選②由工會推派③由全體員工推選④由雇主派任。

解 職業安全衛生法施行細則第 43 條。

勞工代表，**事業單位設有工會者，由工會推派之**；無工

會組織而有勞資會議者，由勞方代表推選之；無工會組織且無勞資會議者，由勞工共同推選之。

(④) 64.

職業安全衛生法規所稱重傷之災害，指造成罹災者肢體或器官嚴重受損，危及生命或造成其身體機能嚴重喪失，且住院治療連續達幾小時以上？①4②8③12④24 小時。

解 職業安全衛生法施行細則第 49 條：

重傷之災害，指造成罹災者肢體或器官嚴重受損，危及生命或造成其身體機能嚴重喪失，**且須住院治療連續達 24 小時以上**之災害者。

(①) 65.

依勞動基準法規定，勞工遭受職業災害後，雇主之職業災害補償原則為下列何者？①不論雇主有無過失責任，均應予以償②視雇主有無過失決定補償與否③視勞工有無過失決定補償與否④視勞工是否提出要求決定補償與否。

解 勞動基準法第 59 條：

勞工因遭遇職業災害而致死亡、失能、傷害或疾病時，無論雇主對於該職業災害之發生**有無故意或過失**，雇主**均應依支付職業災害補償**規定予以補償。

(②) 66.

依勞動基準法規定，勞工遭遇職業災害或罹患職業病而死亡時，雇主除給與 5 個月平均工資之喪葬費外，並應一次給與其遺屬幾個月平均工資之死亡補償？①30②40③50④60　月。

解 勞動基準法第 59 條第 4 款：

勞工遭遇職業傷害或罹患職業病而死亡時，雇主除給與 5 個月平均工資之喪葬費外，並應一次給與其遺屬 **40 個**

月平均工資之死亡補償。

（　②　）67.

　依勞動基準法規定，勞工遭遇職業災害死亡，其死亡補償受領之遺屬第一順位為下列何者？①父母②配偶及子女③祖父母④兄弟姊妹。

　解　勞動基準法施行細則第 34-1 條：

　遺屬受領死亡補償之順位如下：（一）**配偶及子女。**（二）父母。（三）祖父母。（四）孫子女。（五）兄弟姐妹。

（　①　）68.

　依勞動基準法施行細則規定，勞工因職業災害死亡，雇主應於幾日內給予其遺屬喪葬費？① 3 ② 5 ③ 10 ④ 15。

　解　勞動基準法施行細則第 33 條：

　給與勞工之**喪葬費應於死亡後 3 日內**，死亡補償應於死亡後 15 日內給付。

（　②　）69.

　勞動檢查法規定，由中央主管機關指定為辦理危險性機械或設備檢查之行政機關、學術機構、公營事業機構或非營利法人，係指下列何者？①勞動檢查機構②代行檢查機構③安全衛生相關團體④主管機關。

　解　勞動檢查法第 3 條第 2 款：

　本法用詞定義如下：

　一、勞動檢查機構：指中央或直轄市主管機關或有關機關為辦理勞動檢查業務所設置之專責檢查機構。

　二、**代行檢查機構**：指由中央主管機關指定為辦理危險性機械或設備檢查之行政機關、學術機構或非營利

　　　法人。

三、勞動檢查員：指領有勞動檢查證執行勞動檢查職務
　　之人員。

四、代行檢查員：指領有代行檢查證執行代行檢查職務
　　之人員。

（　①　）70.

下列何者非勞動檢查法明定之勞動檢查事項範圍？①食品安
全衛生法令規定之事項②職業安全衛生法令規定之事項③勞
動基準法令規定之事項④勞工保險、勞工福利、就業服務及
其他相關法令。

解　勞動檢查法第 4 條：

勞動檢查事項範圍如下：

一、依本法規定應執行檢查之事項。

二、勞動基準法令規定之事項。

三、職業安全衛生法令規定之事項。

四、其他依勞動法令應辦理之事項。

（　①　）71.

勞動檢查員執行下列何種職務，不得事前通知事業單位？①
專案檢查②危險性機械或設備檢查③職業災害檢查④危險性
工作場所審查或檢查。

解　勞動檢查法第 13 條：

勞動檢查員執行職務，除下列事項外，不得事先通知事
業單位：

一、第 26 條規定之審查或檢查（危險性工作場所之審查
　　或檢查）。

二、危險性機械或設備檢查。

三、職業災害檢查。

四、其他經勞動檢查機構或主管機關核准者。

專案檢查：依各專案特性，選列實施檢查對象，依職業安全衛生署訂定之檢查重及關鍵性安全衛生設施爲檢查重點。

（　②　）72.

對於事業單位有違反勞動法令規定之檢查結果，勞動檢查機構應於幾日內以書面通知立即改正或限期改善？① 5 ② 10 ③ 15 ④ 30 日。

解　勞動檢查法第 25 條：

勞動檢查員對於事業單位之檢查結果，應報由所屬勞動檢查機構依法處理；其有違反勞動法令規定事項者，**勞動檢查機構並應於 10 日內以書面通知事業單位立即改正或限期改善**，並副知直轄市、縣（市）主管機關督促改善。對公營事業單位檢查之結果，應另副知其目的事業主管機關督促其改善。

事業單位對前項檢查結果，應於違規場所顯明易見處公告 7 日以上。

（　①　）73.

經勞動檢查機構以書面通知之檢查結果，事業單位應於該違規場所顯明易見處公告幾日以上？① 7 ② 10 ③ 15 ④ 30 日。

解　說明如 1-1 職業安全衛生相關法規與勞動檢查法，參考題第 72 題，**應公告幾 7 日以上**。

（　①　）74.

對於吹哨者保護規定，下列敘述何者有誤？①爲實施勞動檢查，必要時得告知事業單位②有關勞工申訴人身分事業單位

不得對勞工申訴人終止勞動契約③勞動檢查機構受理勞工申訴必須保密④任何情況下，事業單位都不得有不利勞工申訴人之行為。

解 勞動檢查法第 33 條：

勞動檢查機構受理**勞工申訴必須保持秘密，不得洩漏勞工申訴人身分。**

(②) 75.

依勞動檢查法規定，下列敘述何者為非？①執行職業災害檢查，不得事先通知事業單位②事業單位應於違規場所顯明易見處，公告檢查結果 14 日以上③勞動檢查機構接獲勞工申訴後，應於 14 日內將檢查結果通知申訴人④無故拒絕勞動檢查，處新台幣 3 萬元以上 30 萬元以下罰鍰。

解 說明如 1-1 職業安全衛生相關法規與勞動檢查法，參考題第 72 題，**應公告幾 7 日以上，**

(①) 76.

下列何者為一般防止職業災害或職業病之原則？①預防重於治療②成本重於一切③預防與治療並重④治療重於預防。

解 為防止職業災害，雇主應採取相當之預防設施與措施，故預防重於治療。

(③) 77.

有關危害告知，下列何者正確？①得以承攬人承諾書替代危害告知②承攬人就其承攬之全部或一部分交付再承攬時，承攬人無須告知再承攬人③需以書面召開協調會議並做成紀錄為之④口頭方式告知即可。

解 原事業單位與承攬商之間之危害告知，需以書面召開協調會議並做成紀錄，在承攬商亦同。

（　④　）78.

依照職業安全衛生法規定，勞工不接受教育訓練，係由何者予以罰鍰處份？①雇主②領班③職業安全衛生人員④主管機關。

解　應由事業單位對勞動部主管機關提出處份事實之依據。

（　④　）79.

若有 4 名員工參與機械設備維修工作，則最少需要使用幾把所進行上鎖作業？① 1 ② 2 ③ 3 ④ 4。

解　應為幾名員工則應有幾把上鎖之規定。

（　②　）80.

中央主管機關指定之事業，雇主應按月幾號前，依規定填載職業災害統計，報請檢查機構備查？① 5 ② 10 ③ 15 ④ 20。

解　事業單位超過 50 人以上者，應於每月 10 號前，至勞動部指定網站，職業災害統計人數申報備查。

1-2 職業安全衛生管理辦法

【基本知識】

1. 雇主應依其事業之 (1) 規模 (2) 性質，設置安全衛生組織及人員，建立職業安全衛生管理系統，透過**（P）規劃（D）實施（C）評估（A）改善措施**，等管理功能實現安全衛生管理目標，提升安全衛生管理水準。

2. 專職管理人員，應常駐廠場執行業務，**不得兼任**其他法令所定專責（任）人員或從事其他與職業安全衛生無關之工作。

3. 事業單位勞工人數之計算，包含原事業單位及其承攬人、再承攬人之勞工及其他受工作場所負責人指揮或監督從事勞動之人員，於同一期間、同一工作場所作業時之總人數。

4. 事業單位，關於機械、設備、器具、物料、原料及個人防護具等之採購、租賃，其契約內容應有符合法令及實際需要之職業安全衛生具體規範，並於驗收、使用前確認其符合規定，執行紀錄，**應保存 3 年**。

5. 事業單位，應依事業單位之潛在風險，訂定緊急狀況預防、準備及應變之計畫，並定期實施演練。前項執行紀錄，**應保存 3 年**。

6. 職業安全衛生組織、人員、工作場所負責人及各級主管之職責如下：

    (1) 職業安全衛生管理單位：擬訂、規劃、督導及推動安全衛生管理事項，並指導有關部門實施。

    (2) 職業安全衛生委員會：對雇主擬訂之安全衛生政策提出建議，並審議、協調及建議安全衛生相關事項。

    (3) 業務主管：

        a. 未置有職業安全（衛生）管理師、職業安全衛生管理員：擬訂、規劃及推動安全衛生管理事項。

        b. 置有職業安全（衛生）管理師、職業安全衛生管理員：主管及督導安全衛生管理事項。

(4) 職業安全（衛生）管理師、職業安全衛生管理員：擬訂、規劃及推動安全衛生管理事項，並指導有關部門實施。

(5) 工作場所負責人及各級主管：依職權指揮、監督所屬執行安全衛生管理事項，並協調及指導有關人員實施。

(6) 一級單位之職業安全衛生人員：協助一級單位主管擬訂、規劃及推動所屬部門安全衛生管理事項，並指導有關人員實施。

7. 職業安全衛生委員相關彙整表如下：

職業安全衛生委員會相關規定一覽表			
開會內容	成員	開會規定及頻率	勞工代表
1. 對雇主擬訂之職業安全衛生政策提出建議。 2. 協調、建議職業安全衛生管理計畫。 3. 審議安全、衛生教育訓練實施計畫。 4. 審議作業環境監測計畫、監測結果及採行措施。 5. 審議健康管理、職業病預防及健康促進事項。 6. 審議各項安全衛生提案。 7. 審議事業單位自動檢查及安全衛生稽核事項。 8. 審議機械、設備或原料、材料危害之預防措施。	1. 委員會置委員7人以上。 2. 委員任期爲2年，並以雇主爲主任委員，綜理會務。 3. 委員會由主任委員指定1人爲秘書，輔助其綜理會務。 4. 人員如下： (1) 職業安全衛生人員。 (2) 事業內各部門之主管、監督、指揮人員。 (3) 與職業安全衛生有關之工程技術人員。 (4) 從事勞工健康服務之醫護人員。	1. 開會時應滿2/3委員人數始得開會。 2. 每3個月至少一次，必要時得召開臨時會議。 3. 作成紀錄保存3年。	1. 勞工代表應佔委員人數1/3以上。 2. 事業單位設有工會者，由工會推派之。 3. 無工會組織而有勞資會議者，由勞方代表推選之。 4. 無工會組織且無勞資會議者，由勞工共同推選之。

職業安全衛生委員會相關規定一覽表			
開會內容	成員	開會規定及頻率	勞工代表
9. 審議職業災害調查報告。 10. 考核現場安全衛生管理績效。 11. 審議承攬業務安全衛生管理事項。 12. 其他有關職業安全衛生管理事項。	(5) 勞工代表。		

8. 雇主依規定實施之定期檢查、重點檢查應就下列事項記錄，並**保存 3 年**：(1) 檢查年月日 (2) 檢查方法 (3) 檢查部分 (4) 檢查結果 (5) 實施檢查者之姓名 (6) 依檢查結果應採取改善措施之內容。

9. 勞工、主管人員及職業安全衛生管理人員實施檢查、檢點時，發現對勞工有危害之虞者，應即報告上級主管。

10. 自動檢查的種類為 (1) 機械設備之作業檢點 (2) 設備之重點檢查 (3) 機械之定期檢查。

11. 事業單位以其事業之全部或部分交付承攬或再承攬時，如該承攬人使用之機械、設備或器具係由原事業單位提供者，該機械、設備或器具應由原事業單位實施定期檢查及重點檢查。

12. 定期檢查及重點檢查如承攬人或再承攬人具有實施之能力時，**得以書面約定**由承攬人或再承攬人為之。

13. 事業單位承租、承借機械、設備或器具供勞工使用者，應對該機械、設備或器具實施自動檢查。

14. 自動檢查之定期檢查及重點檢查，於事業單位承租、承借機械、設備或器具時，得以**書面約定**由出租、出借人為之。

15. 承攬商使用之機械、設備係由原事業單位提供者時，自動檢查也應由

原事業單位實施。

16. 自動檢查計畫是由各部門提出訂定，再由職業安全衛生人員彙整，最後由雇主核定。

17. 自動檢查計畫之擬訂首先應選擇檢查對象及項目。

18. 可不納入自動檢查計畫中的為作業檢點與防護具之定期檢查。

19. 各項檢點表應由**該作業勞**工實施檢點。

【常考數字】

1. 事業之事業單位應置職業安全衛生人員表設置管理人員表：

事業之事業單位應置職業安全衛生人員表			
事業	規模（勞工人數）		應置之管理人員
壹、第一類事業之事業單位（顯著風險事業）	營造業以外之事業單位	一、未滿30人者	丙種職業安全衛生業務主管。
		二、30人以上未滿100人者	乙種職業安全衛生業務主管。
		三、100人以上未滿300人者	甲種職業安全衛生業務主管及職業安全衛生管理員各1人。
		四、300人以上未滿五百人者	甲種職業安全衛生業務主管1人、職業安全（衛生）管理師及職業安全衛生管理員各1人。
		五、500人以上未滿1000人者	甲種職業安全衛生業務主管1人、職業安全（衛生）管理師1人及職業安全衛生管理員2人。
		六、1000人以上者	甲種職業安全衛生業務主管1人、職業安全（衛生）管理師及職業安全衛生管理員各2人以上。
貳、第二類事業之事業單位（中度風險事業）	一、5人以下者		丁種職業安全衛生業務主管。
	二、未滿30人者		丙種職業安全衛生業務主管。
	三、30人以上未滿100人者		乙種職業安全衛生業務主管。
	四、100人以上未滿300人者		甲種職業安全衛生業務主管。

事業之事業單位應置職業安全衛生人員表		
事業	規模（勞工人數）	應置之管理人員
	五、300 人以上未滿 500 人者	甲種職業安全衛生業務主管及職業安全衛生管理員各 1 人。
	六、500 人以上者	甲種職業安全衛生業務主管、職業安全（衛生）管理師及職業安全衛生管理員各 1 人以上。
參、第三類事業之事業單位（低度風險事業）	一、5 人以下者	丁種職業安全衛生業務主管。
	二、未滿 30 人者	丙種職業安全衛生業務主管。
	三、30 人以上未滿 100 人者	乙種職業安全衛生業務主管。
	四、100 人以上未滿 500 人者	甲種職業安全衛生業務主管。
	五、500 人以上者	甲種職業安全衛生業務主管及職業安全衛生管理員各 1 人以上。

2. 事業單位應依下列規定設職業安全衛生管理單位（以下簡稱管理單位）：

(1) **第一類**事業之事業單位勞工人數在 **100 人以上者**，應設直接隸屬雇主之**專責一級管理單位**，所置管理人員應為專職，應設職業安全衛生委員會（以下簡稱委員會）。

(2) **第二類**事業勞工人數在 **300 人以上者**，應設直接隸屬雇主之**一級管理單位**，所置管理人員應至少 1 人為專職，應設職業安全衛生委員會（以下簡稱委員會）。

3. **第一類**事業之事業單位對於所屬**從事製造之一級單位**，勞工人數在 **100 人以上未滿 300 人者**，應另置**甲種職業安全衛生業務主管 1 人**。

4. **第一類事業**之事業單位對於所屬**從事製造之一級單位**，勞工人數在 **300 人以上**者，應**再至少增置專職職業安全衛生管理員一人**。

5. 事業單位勞工人數**未滿 30 人**者，**雇主或其代理人**經**丙種職業安全衛生業務主管**安全衛生教育訓練合格，得擔任該事業單位職業安全衛生業務主管。

6. 職業安全衛生人員因故未能執行職務時，雇主應即指定適當代理人。其**代理期間不得超過 3 個月**。

7. 勞工人數在 **30 人以上之事業單**位，其職業安全衛生人員離職時，應即報當地勞動檢查機構備查。

8. 雇主應依其事業單位之規模、性質，訂定職業安全衛生管理計畫，要求各級主管及負責指揮、監督之有關人員執行；勞工人數在 **30 人以下**之事業單位，**得以安全衛生管理執行紀錄或文件代替**職業安全衛生管理計畫，應作成紀錄，並**保存 3 年**。

9. 勞工人數在 **30 人以上**之事業單位，依規定設管理單位或置管理人員時，應依中央主管機關公告之內容及方式登錄，陳報勞動檢查機構備查。

10. 勞工人數在 **100 人以上**之事業單位，應另訂定**職業安全衛生管理規章**，應作成紀錄，並**保存 3 年**。

11. 雇主應依國家標準 CNS 45001 同等以上規定，建置適合該事業單位之職業安全衛生管理系統，並據以執行,應作成紀錄，並**保存 3 年**：

    (1) **第一類**事業勞工人數在 **200 人以上**者。

    (2) **第二類**事業勞工人數在 **500 人以上**者。

    (3) 有從事石油裂解之石化工業工作場所者。

    (4) 有從事製造、處置或使用危害性之化學品，數量達中央主管機關規定量以上之工作場所者。

12. 雇主對異常氣壓之再壓室或減壓艙，應**每個月**依規定定期實施檢查一次。

13. 雇主對於防爆電氣設備，應**每月**依下列規定定期實施檢查一次。

14. 雇主對一般車輛，應每**3個月**就車輛各項安全性能定期實施檢查一次。車輛頂高機應每 **3 個月**檢查一次以上，維持其安全性能。

15. 雇主對乾燥設備及其附屬設備（含排氣裝置、排風導管等），應**每年**依規定定期實施檢查一次。

16. 雇主對乙炔熔接裝置（除此等裝置之配管埋設於地下之部分外）應**每年**就裝置之損傷、變形、腐蝕等及其性能定期實施檢查一次。

17. 雇主對氣體集合熔接裝置（除此等裝置之配管埋設於地下之部分外）應**每年**就裝置之損傷、變形、腐蝕等及其性能定期實施檢查一次。

18. 雇主對高壓及低壓電氣設備，應於**每年**依規定定期實施檢查一次。

19. 雇主對局部排氣裝置、空氣清淨裝置及吹吸型換氣裝置應**每年**依規定定期實施檢查一次。

20. 雇主對設置於局部排氣裝置內之空氣清淨裝置，應**每年**依規定定期實施檢查一次。

21. 雇主對特定化學設備或其附屬設備，應**每 2 年**依規定定期實施檢查一次。

22. 雇主對化學設備及其附屬設備，應就下列事項，**每 2 年**定期實施檢查一次。

【參考題庫】

(②) 1.

依職業安全衛生管理辦法規定，勞工人數至少在多少人以上之事業單位，擔任職業安全衛生業務主管者，應受甲種職業安全衛生業務主管安全衛生教育訓練？① 30 ② 100 ③ 200 ④ 300　人。

解　說明如 1-2 職業安全衛生管理辦法，常考數字 1. 事業之事業單位應置職業安全衛生人員表設置管理人員表。

(②) 2.

事業單位勞工人數未滿幾人者，其應置之職業安全衛生業務主管，得由事業經營負責人或其代理人擔任？① 10 ② 30 ③ 50 ④ 100　人。

解　職業安全衛生管理辦法第 4 條：

事業單位勞工人數**未滿 30 人者，雇主或其代理人經職業安全衛生業務主管安全衛生教育訓練合格，得擔任該事業單位職業安全衛生業務主管**。但屬第二類及第三類事業之事業單位，且勞工人數在 5 人以下者，得由經職業安全衛生教育訓練規則第 2 條第 12 款指定之安全衛生教育訓練合格之雇主或其代理人擔任。

(①) 3.

依職業安全衛生管理辦法規定，擬訂、規劃、督導及推動安全衛生管理事項，並指導有關部門實施，是下列何者之職責？①職業安全衛生管理單位②職業安全衛生委員會③各級主管④工會。

解　職業安全衛生管理辦法第 5-1 條第 1 款：

職業安全衛生組織、人員、工作場所負責人及各級主管之職責如下：

一、**職業安全衛生管理單位：**擬訂、規劃、督導及推動安全衛生管理事項，並指導有關部門實施…等7款。

(④) 4.

依職業安全衛生管理辦法規定，具有下列何項資格，仍不能擔任職業安全衛生管理員？①領有職業安全衛生管理乙級技術士證照②高等考試工業衛生類科錄取③普通考試工業安全類科錄取④職業安全衛生業務主管教育訓練合格。

解 職業安全衛生管理辦法第7條（職業安全衛生管理員）：

一、具有職業安全管理師或職業衛生管理師資格。

二、領有職業安全衛生管理乙級技術士證照。

三、曾任勞動檢查員，具有職業安全衛生檢查工作經驗2年以上。

四、普通考試職業安全衛生類科錄取。

(③) 5.

某製造廠的職業安全衛生人員，因為家庭因素暫時無法執行職務，依職業安全衛生管理辦法規定，雇主應指定適當代理人，其代理時間不得超過多久？① 1 年② 6 個月③ 3 個月④ 1 個月。

解 職業安全衛生管理辦法第 8 條：

職業安全衛生人員因故未能執行職務時，雇主應即指定適當代理人。**其代理期間不得超過 3 個月。**

(③) 6.

依職業安全衛生管理辦法規定，事業單位勞工在多少人以上時，雇主應訂定職業安全衛生管理規章？① 30 ② 50 ③ 100

④ 300　人。

解 職業安全衛生管理辦法第 12-1 條：

雇主應依其事業單位之規模、性質，訂定職業安全衛生管理計畫，要求各級主管及負責指揮、監督之有關人員執行；勞工人數在 30 人以下之事業單位，得以安全衛生管理執行紀錄或文件代替職業安全衛生管理計畫。

勞工人數在 **100 人以上之事業單位，應另訂定職業安全衛生管理規章**。

第一項職業安全衛生管理事項之執行，應作成紀錄，並保存 3 年。

（　④　）7.

依職業安全衛生管理辦法規定，雇主應依其事業單位之規模及下列何者，以訂定職業安全衛生管理計畫？①產品②範圍③行業④性質。

解 說明如 1-2 職業安全衛生管理辦法，參考題第 6 題。

（　①　）8.

依職業安全衛生管理辦法規定，勞工人數在多少人以下之事業單位，得以安全衛生管理執行紀錄或文件代替職業安全衛生管理計畫？① 30 ② 50 ③ 100 ④ 300　人。

解 說明如 1-2 職業安全衛生管理辦法，參考題第 6 題。

（　②　）9.

依職業安全衛生管理辦法規定，第一類事業單位勞工人數在多少人以上，應參照中央主管機關所定之職業安全衛生管理系統指引，建立適合該事業單位之職業安全衛生管理系統？① 100 ② 200 ③ 300 ④ 500　人。

解 職業安全衛生管理辦法第 12-2 條：

下列事業單位，雇主應依國家標準 CNS 45001 同等以上規定，建置適合該事業單位之職業安全衛生管理系統，並據以執行：

一、**第一類事業勞工人數在 200 人以上者。**

二、第二類事業勞工人數在 500 人以上者。

三、有從事石油裂解之石化工業工作場所者。

四、有從事製造、處置或使用危害性之化學品，數量達中央主管機關規定量以上之工作場所者。

前項安全衛生管理之執行，應作成紀錄，並保存 3 年。

(①) 10.

甲機械加工廠所僱勞工人數有 193 人，廠內另有乙承攬商勞工 39 人、丙承攬商勞工 180 人等共同作業，依職業安全衛生管理辦法規定，請問何者須建置職業安全衛生管理系統？①甲②甲、丙③丙④甲、乙、丙。

解　說明如 1-2 職業安全衛生管理辦法，參考題第 9 題。

(③) 11.

雇主對一般車輛或堆高機應每幾個月檢查一次，以維持其安全性能？① 1 ② 2 ③ 3 ④ 4　個月。

解　職業安全衛生管理辦法第 14、15 條

1. 第 14 條雇主對一般車輛，應**每 3 個月**就車輛各項安全性能定期實施檢查一次。

2. 第 15 條車輛頂高機應**每 3 個月**檢查一次以上，維持其安全性能。

(④) 12.

依職業安全衛生管理辦法規定，雇主對化學設備或其附屬設備，應就規定事項多久實施定期檢查 1 次？①每日②每月③

每年④每 2 年。

解 職業安全衛生管理辦法第 38 條：

雇主對特定化學設備或其附屬設備，應**每 2 年**依規定定期實施檢查一次。

(④) 13.

依職業安全衛生管理辦法規定，局部排氣裝置應多久定期實施檢查 1 次？①每月②每 3 個月③每半年④每年。

解 職業安全衛生管理辦法第 40 條：

雇主對局部排氣裝置、空氣清淨裝置及吹吸型換氣裝置應**每年**依規定定期實施檢查一次。

(②) 14.

下列何者為職業安全衛生管理辦法規定，應實施重點檢查之機械或設備？①起重設備②局部排氣裝置③防護具④消防設備。

解 應於初次使用、改裝或修理等時間點進行重點檢查，常見的為捲揚裝置、第二種壓力容器、局部排氣裝置、除塵裝置、特定化學設備或其附屬設備、異常氣壓之輸氣設備等等。

(②) 15.

依職業安全衛生管理辦法規定，雇主使勞工從事特定化學物質作業，應使何人就其作業有關事項實施檢點？①雇主②該勞工③該作業主管④該作業場所負責人。

解 職業安全衛生管理辦法第 69 條：

雇主使勞工從事下列有害物作業時，**應使該勞**工就其作業有關事項**實施檢點**：(1) 有機溶劑作業 (2) 鉛作業 (4) 四烷基鉛作業 (4) 特定化學物質作業 (5) 粉塵作業。

（　③　）16.

依職業安全衛生管理辦法規定，定期檢查、重點檢查之紀錄應保存幾年以上？① 1 ② 2 ③ 3 ④ 4　年。

解　職業安全衛生管理辦法第 80 條：

雇主依規定實施之定期檢查、重點檢查應就下列事項記錄，並**保存 3 年**：(1) 檢查年月日 (2) 檢查方法 (3) 檢查部分 (4) 檢查結果 (5) 實施檢查者之姓名 (6) 依檢查結果應採取改善措施之內容。

（　③　）17.

依職業安全衛生管理辦法規定，事業單位以其事業之全部或部分交付承攬或再承攬時，如該承攬人使用之機械、設備係由原事業單位提供者，該機械、設備應由何者實施自動檢查？①承攬人②再承攬人③原事業單位④檢查機構。

解　職業安全衛生管理辦法第 84 條：

事業單位以其事業之全部或部分交付承攬或再承攬時，如該承攬人使用之機械、設備或器具係由原事業單位提供者，**該機械、設備或器具應由原事業單位實施定期檢查及重點檢查。**

前項定期檢查及重點檢查於有必要時得由承攬人或再承攬人會同實施。

第一項之定期檢查及重點檢查如承攬人或再承攬人具有實施之能力時，得以書面約定由承攬人或再承攬人為之。

1-3 職業安全衛生教育訓練規則及勞工健康保護規則（含女性勞工母性健康保護）

【基本知識】

1. 職業安全衛生教育訓練分類彙整表如下：

職業安全衛生教育訓練分類彙整		
名稱	類型	回訓時數
一、職業安全衛生業務主管。	一般／營造（甲乙丙丁種）	**2 年 6 小時**
二、職業安全衛生管理人員。	管理員、安全／衛生師	**2 年 12 小時**
三、勞工健康服務相關人員	醫師及護理師	**3 年 12 小時**
四、勞工作業環境監測人員。	各類作業主管及其他特殊業務專責人員	**3 年 6 小時**
五、施工安全及製程安全評估人員。		
六、高壓氣體、營造及有害作業主管。		
七、具有危險性之機械及設備操作人員。	各類型作業人員或公司內部主管	**3 年 3 小時**
八、特殊作業人員之安全衛生教育訓練。		
九、急救人員。		
十、各級管理、指揮、監督之業務主管。		
十一、職業安全衛生委員會成員。		
十二、下列作業之人員： (1) 營造作業 (2) 車輛系營建機械作業 (3) 起重機具吊掛搭乘設備作業	其他類型作業人員	**3 年 3 小時**

職業安全衛生教育訓練分類彙整		
名稱	類型	回訓時數
(4) 缺氧作業 (5) 局限空間作業 (6) 氧乙炔熔接裝置作業。 (7) 製造、處置或使用危害性化學品作業。		
十三、前述各款以外之一般勞工。	其他類型勞工	**3 年 3 小時**
十四、其他經中央主管機關指定之人員。	依主管機關認定	

2. 事業單位承攬人、再承攬人分別僱用勞工共同作業時，相關承攬事業之安全衛生教育訓練應由原事業單位負責。

3. 辦理職業安全安全教育訓練**應由決定訓練之對象最為優先**。

4. 安全衛生教育訓練計畫之製作程序四步驟：(1) 分析訓練需求 (2) 擬訂年度訓練計畫 (3) 實施訓練計畫 (4) 評鑑訓練成效。

5. 雇主應使醫護人員及勞工健康服務相關人員臨場，並配合職業安全衛生、人力資源管理及相關部門人員訪視現場，辦理下列事項，如下表：

醫護及勞工健康服務相關人員臨場及配合事業單位訪視辦理事項彙整表	
臨場辦理事項	臨場配合相關人員辦理事項
1. 勞工體格（健康）檢查結果之分析與評估、健康管理及資料保存。 2. 協助雇主選配勞工從事適當之工作。 3. 辦理健康檢查結果異常者之追蹤管理及健康指導。 4. 辦理未滿 18 歲勞工、有母性健康危害之虞之勞工、職業傷病勞工與職業健康相關高風險勞工之評估及個案管理。 5. 職業衛生或職業健康之相關研究報告及傷害、疾病紀錄之保存。 6. 勞工之健康教育、衛生指導、身心健康保護、健康促進等措施之策畫及實施。	1. 辨識與評估工作場所環境、作業及組織內部影響勞工身心健康之危害因子，並提出改善措施之建議。 2. 提出作業環境安全衛生設施改善規劃之建議。 3. 調查勞工健康情形與作業之關連性，並採取必要之預防及健康促進措施。

| 醫護及勞工健康服務相關人員臨場及配合事業單位訪視辦理事項彙整表 ||
臨場辦理事項	臨場配合相關人員辦理事項
7. 工作相關傷病之預防、健康諮詢與急救及緊急處置。 8. 定期向雇主報告及勞工健康服務之建議。 9. 其他經中央主管機關指定公告者。	4. 提供復工勞工之職能評估、職務再設計或調整之諮詢及建議。 5. 其他經中央主管機關指定公告者。

6. 事業單位應參照工作場所大小、分布、危險狀況與勞工人數，備置足夠急救藥品及器材，並置急救人員辦理急救事宜。但已具有急救功能之醫療保健服務業，不在此限，急救人員相關規定彙整表如下表：

| 急救人員相關規定彙整表 ||||
急救人員資格	藥品與器材規定	事業單位設置	其他事項
1. 醫護人員。 2. 經職業安全衛生教育訓練規則所定急救人員之安全衛生教育訓練合格。 3. 緊急醫療救護法所定救護技術員。	1. 應置於適當固定處所及保持清潔，至少**每6個**月定期檢查。 2. 對於被污染或失效之物品，應隨時予以更換及補充。	1. 每一輪班次應至少置1人。 2. 其每一輪班次勞工人數**超過50人者，每增加50人，應再置1人。**	事業單位有下列情形之一，且已建置緊急連線、通報或監視裝置等措施者，不在此限： 一、第一類事業，每1輪班次僅1人作業。 二、第二類或第三類事業，每一輪班次勞工人數**未達5人。**
註：急救人員因故未能執行職務時，雇主應即指定具醫護人員、緊急醫療救護法所定救護技術員之人員，代理其職務。			

7. 急救人員不得有失聰、兩眼裸視或矯正視力後均在**0.6以下**、失能及健康不良等，足以妨礙急救情形。

8. 雇主使勞工從事特別危害健康作業時，應建立其暴露評估及健康管理資料，並將其定期實施之特殊健康檢查，依下列規定分級實施健康管理：

特別危害健康作業之特殊健康檢查分級管理彙整表
第一級管理：檢查或追蹤檢查結果，全部項目正常，或部分項目異常，而經醫師綜合判定為無異常者。 （醫師判定無異常）
第二級管理：檢查或追蹤檢查結果，部分或全部項目異常，經醫師綜合判定為異常，而與工作無關者。 （醫師判定異常，但與工作無關者）
第三級管理：檢查或追蹤檢查結果，部分或全部項目異常，經醫師綜合判定為異常，應由醫師註明臨床診斷。因為無法確定此異常與工作之相關性，應進一步請職業醫學科專科醫師評估者。 （醫師判定異常，暫時無法確定與工作相關，應由職業醫學科專科醫師重新評估）
第四級管理：檢查或追蹤檢查結果，部分或全部項目異常，經醫師綜合判定為異常，且與工作有關者者，應由醫師註明臨床診斷。再經職業醫學科專科醫師評估現場仍有工作危害因子之暴露者，應採取危害控制及相關管理措施。 （醫師判定異常，與工作有關）
註：屬於第二級管理以上者，應由醫師註明其不適宜從事之作業與其他應處理及注意事項。

9. 雇主於勞工經體格檢查、健康檢查或健康追蹤檢查後，對檢查結果異常之勞工，應由醫護人員提供其健康指導；其經醫師健康評估結果，不能適應原有工作者，應參採醫師之建議 (1) 變更其作業場所 (2) 更換工作 (3) 縮短工作時間 (4) 採取健康管理措施。

10. 對於符合癌症篩檢條件之勞工，於事業單位實施勞工健康檢查時，得經勞工同意，一併進行 (1) 口腔癌 (2) 大腸癌 (3) 女性子宮頸癌 (4) 女性乳癌之篩檢。

11. 事業單位規劃勞工健康檢查的考量項目為：(1) 職業之作業別 (2) 年齡 (3) 任職年資。

12. 勞工體格檢查主要目的為適當分配勞工工作。

13. 有害作業主管教育訓練分類彙整表如下：

有害作業主管教育訓練分類彙整表	
名稱	應辦理事項
有機溶劑	一、決定作業方法，並指揮勞工作業。 二、勞工作業場所情形與通風換氣相關檢查。但雇主指定有專人負責者，不在此限。 三、監督個人防護具之使用。 四、勞工於儲槽之內部作業時，確認缺氧作業主管規定之措施。 五、其他為維護作業勞工之健康所必要之措施。
特定化學	一、預防從事作業之勞工遭受污染或吸入該物質。 二、決定作業方法並指揮勞工作業。 三、保存每月檢點局部排氣裝置及其他預防勞工健康危害之裝置1次以上之紀錄。 四、監督勞工確實使用防護具。
鉛	一、採取必要措施預防從事作業之勞工遭受鉛污染。 二、決定作業方法並指揮勞工作業。 三、保存每月檢點局部排氣裝置及其他預防勞工健康危害之裝置1次以上之紀錄。 四、監督勞工確實使用防護具。
四烷基鉛	一、決定作業方法，並指揮勞工作業。 二、預防從事該作業之勞工被四烷基鉛污染或吸入該物質。 三、每日確認作業前中後之換氣裝置運轉狀況。 四、監督勞工對防護具使用狀況。 五、對四烷基鉛作業場所確認結果，如有發生四烷基鉛中毒之虞時，應即採取必要措施。 六、發現作業勞工身體或衣服被四烷基鉛污染時，應即以肥皂或其他適當清洗劑洗除污染。
缺氧	一、決定作業方法並指揮勞工作業。 二、於當日作業開始前、所有勞工離開作業場所後再次開始作業前及勞工身體或換氣裝置等有異常時，應確認該作業場所空氣中氧氣濃度、硫化氫等其他有害氣體濃度。 三、當班作業前確認換氣裝置、測定儀器、空氣呼吸器等呼吸防護具、安全帶等及其他防止勞工罹患缺氧症之器具或設備之狀況，並採取必要措施。

有害作業主管教育訓練分類彙整表	
名稱	應辦理事項
	四、監督勞工對防護器具或設備之使用狀況。 五、其他預防作業勞工罹患缺氧症之必要措施。
粉塵	一、從事監督作業。 二、對粉塵作業場所實施通風設備運轉狀況、勞工作業情形、空氣流通效果及粉塵狀況等隨時確認，並採取必要措施。 三、預防粉塵危害之必要注意事項，應通告全體有關勞工。
高壓室內	一、勞工之配置及直接指揮作業。 二、檢點測定二氧化碳、一氧化碳、甲烷、硫化氫及具有危險或有害氣體濃度之儀器。 三、清點進出作業室之作業勞工。 四、與操作作業室輸氣調節用閥或旋塞之勞工密切連繫，維持作業室內之壓力於適當狀態。 五、與操作氣閘室輸、排氣調節用閥或旋塞之勞工密切連繫，使接受加、減壓之勞工所受加、減壓速率及加、減壓時間符合異常氣壓危害預防標準之規定。 六、作業室內勞工發生健康異常時，能即採取緊急措施。
潛水	一、確認潛水作業安全衛生計畫。 二、潛水作業安全衛生管理及現場技術指揮。 三、確認潛水人員進出工作水域時與潛水作業主管之快速連繫方法。 四、確認緊急時救起潛水人員之待命船隻、人員及後送程序。 五、確認勞工置備之工作手冊中，記載各種訓練、醫療、投保、作業經歷、緊急連絡人等紀錄。 六、於潛水作業前，實施潛水設備檢點，並就潛水人員資格、體能狀況及使用個人裝備等，實施作業檢點，相關紀錄應保存 5 年。 七、填具潛水日誌，記錄每位潛水人員作業情形、減壓時間及工作紀錄，資料保存 15 年。
1. 除了潛水作業主管應受 36 小時育訓練時數，**其餘皆為 18 小時**。 2. 作業主管應**每 3 年接受 6 小時**在職教育訓練。	

【常考數字】

1. 應其接受特殊作業安全衛生教育訓練彙整表：

特殊作業安全衛生教育訓練彙整表	
特殊危害之作業	訓練時數
1. 小型鍋爐操作人員	18
2. 荷重 **1 公噸以上**之堆高機操作人員	18
3. 吊升荷重 **0.5 公噸以上未滿 3 公噸**之固定式起重機操作人員或未滿 1 公噸之斯達卡式起重機操作人員	18
4. 吊升荷重 **0.5 公噸以上未滿 3 公噸**之移動式起重機操作人員	18
5. 吊升荷重 **0.5 公噸以上未滿 3 公噸**之人字臂起重桿操作人員	18
6. 高空工作車操作人員	16
7. 使用起重機具從事吊掛作業人員	18
8. 乙炔熔接裝置或氣體集合熔接裝置從事金屬之熔接、切斷或加熱作業人員	18
9. 火藥爆破作業人員	18
10. 胸高直徑 **70 公分以上**之伐木作業人員	15
11. 機械集材運材作業人員	24
12. 高壓室內作業人員	12
13. 潛水作業人員	18
14. 油輪清艙作業人員	18
15. 其他經中央主管機關指定之人員	依法規而定

2. 正常作業以外之作業，其作業期間**不超過 3 個月**，**且 1 年內**不再重複者為臨時性作業。

3. 事業單位勞工人數在 **300 人以上**或**從事特別危害健康作業之勞工人數在 50 人以上者**，應僱用或特約從事勞工健康服務之醫師及僱用從事勞工

健康服務之護理人員。

4. 事業單位勞工人數在 **50 人以上未達 300 人者**，應依所定特約醫護人員臨場服務頻率，辦理勞工健康服務。

5. 雇主使勞工從事特別危害健康作業，應每年或於變更其作業時，實施特殊健康檢查。

6. 從事下列作業之各項特殊體格（健康）檢查紀錄，應至少**保存 30 年**：(1) 游離輻射 (2) 粉塵 (3) 三氯乙烯及四氯乙烯 (4) 聯苯胺與其鹽類、4- 胺基聯苯及其鹽類、4- 硝基聯苯及其鹽類、β- 胺及其鹽類、二氯聯苯胺及其鹽類及 α- 胺及其鹽類 (5) 鈹及其化合物 (6) 氯乙烯 (7) 苯 (8) 鉻酸與其鹽類、重鉻酸及其鹽類 (9) 砷及其化合物 (10) 鎳及其化合物 (11)1,3- 丁二烯 (12) 甲醛（(13) 銦及其化合物 (14) 石綿 (15) 鎘及其化合物。

7. 雇主對在職勞工，應依下列規定，定期實施一般健康檢查：

年齡層	頻率
未滿 40 歲者	每 5 年檢查一次
40 歲以上未滿 65 歲者	每 3 年檢查一次
年滿 65 歲者	每 1 年檢查一次

8. 雇主於**得知女性勞工妊娠之日起至分娩後 1 年之期間**，為母性健康保護期間（以下簡稱保護期間），滿 1 年後，仍在哺乳者，得請求雇主繼續延長。

9. 事業單位勞工人數在 **100 人**以上者，從事可能影響胚胎發育、妊娠或哺乳期間之母體及嬰兒健康之下列工作，應實施母性健康保護：(1) 具有依國家標準 **CNS15030** 分類，屬生殖毒性物質第一級、生殖細胞致突變性物質第一級或其他對哺乳功能有不良影響之化學品 (2) 易造成健康危害之工作，包括勞工作業姿勢、人力提舉、搬運、推拉重物、輪班、夜班、單獨工作及工作負荷等 (3) 其他經中央主管機關指定公告者。

10. 雇主使女性勞工從事第四條之鉛及其化合物散布場所之工作，應依下列血中鉛濃度區分風險等級，但經醫師評估須調整風險等級者，不在此限：

一、第一級管理：血中鉛濃度低於 5μg/dl 者。

二、第二級管理：血中鉛濃度在 5μg/dl 以上未達 10μg/dl。

三、第三級管理：血中鉛濃度在 10μg/dl 以上者。

【參考題庫】

（　③　）1.

依職業安全衛生法令規定，固定式起重機吊升荷重至少在多少公噸以上者，須由接受中央主管機關認可之訓練或經技能檢定合格人員擔任操作人員？① 1 ② 2 ③ 3 ④ 5　公噸。

解　職業安全衛生教育訓練規則第 12 條第 1 款：

雇主對擔任下列具有危險性之機械操作之勞工，應於事前使其接受具有危險性之機械操作人員之安全衛生教育訓練：

一、**吊升荷重在 3 公噸以上之固定式起重機**或吊升荷重在 1 公噸以上之斯達卡式起重機操作人員…等6款。

（　②　）2.

依職業安全衛生教育訓練規則規定，訓練單位辦理缺氧作業或有機溶劑作業等有害作業主管安全衛生教育訓練時，其訓練時數均不得少於多少小時？① 6 ② 18 ③ 24 ④ 30　小時。

解　營造作業與**有害作業主管（除潛水 36 小時）均為 18 小時**教育訓練時數。

（　④　）3.

依職業安全衛生教育訓練規則規定，操作下列何種機具不必接受具有危險性機械或設備操作人員訓練？①鍋爐（小型鍋爐除外）②第一種壓力容器③吊升荷重在 3 公噸以上之起重機④荷重 1 公噸以上堆高機。

解　職業安全衛生教育訓練規則第 14 條：

雇主對下列勞工，應使其接受特殊作業安全衛生教育訓練：

一、小型鍋爐操作人員。

二、**荷重在 1 公噸以上之堆高機操作人員**…等 15 款。

(②) 4.

雇主對擔任工作場所急救人員之勞工，除醫護人員外，應使其接受急救人員訓練，依職業安全衛生教育訓練規則規定，其訓練時數不得低於多少小時？① 12 ② 16 ③ 30 ④ 60　小時。

解 **急救人員安全衛生教育訓練課程時數為 16 小時。**

(①) 5.

辦理新僱勞工一般安全衛生教育訓練時，其訓練時數依職業安全衛生教育訓練規則不得少於多少小時？① 3 ② 6 ③ 12 ④ 18　小時。

解 職業安全衛生教育訓練規則第 17 條附表 14：

新僱勞工或在職勞工於變更工作前依實際需要排定時數，不得少於 3 小時。但從事使用生產性機械或設備、車輛系營建機械、起重機具吊掛搭乘設備、捲揚機等之操作及營造作業、缺氧作業（含局限空間作業）、電焊作業、氧乙炔熔接裝置作業等應各增列 3 小時；對製造、處置或使用危害性化學品者應增列 3 小時。

(①) 6.

依職業安全衛生教育訓練規則規定，辦理調換作業之勞工一般安全衛生教育訓練時，其訓練時數不得少於幾小時？① 3 ② 6 ③ 10 ④ 12　小時。

解 說明如 1-3 職業安全衛生教育訓練規則及勞工健康保護規則（含女性勞工母性健康保護），參考題第 5 題。

(④) 7.

依職業安全衛生教育訓練規則規定，職業安全衛生委員會成

員之職業安全衛生在職教育訓練時數，為下列何者？①每年
2 小時②每年 3 小時③每 2 年 3 小時④每 3 年 3 小時。

解　職業安全衛生教育訓練規則第 18 條及 19 條：

記憶要領	
名稱	年 / 小時
1. 職業安全衛生管理人員	每 2 年 12 小時
2. 職業安全衛生業務主管	每 2 年 6 小時
3. 各類作業主管、特殊專職人員	每 3 年 6 小時
4. 各類型勞工	**每 3 年 3 小時**
5. 勞工健康服務護理人員	每 3 年 12 小時

（　②　）8.

辦理職業安全衛生教育訓練之規劃順序，下列何者最為優
先？①成果評價②訓練之對象③訓練方法④訓練實施。

解　**應先決定訓練的對象**，如某部門有一鍋爐需要一操作
者，故優先決定派訓對象。

（　④　）9.

辦理下列何種職業安全衛生教育訓練不必報請當地主管機關
核備？①有害作業主管②職業安全衛生人員③危險性機械、
設備操作人員④現場安全衛生監督人員。

解　現場安全衛生監督人員**為事業單位自行運用各項評比選
任之**，故不必報請當地主管機關核備。

（　④　）10.

職業安全衛生教育訓練計畫之製作程序有下列四個步
驟，(A) 實施訓練計畫 (B) 分析訓練需求 (C) 評鑑訓練成
效 (D) 擬定年度訓練計畫；其計畫製作依序為下列何者？

① ABCD ② BDCA ③ DCBA ④ BDAC。

解 順序為 (1) 分析訓練需求 (2) 擬定年度訓練計畫 (3) 實施訓練計畫 (4) 評鑑訓練成效。

(②) 11.

依勞工健康保護規則規定，事業單位勞工人數在多少人以上者，應僱用或特約醫護人員，辦理健康管理、職業病預防及健康促進等勞工健康保護事項？① 100 ② 300 ③ 500 ④ 1000 人。

解 勞工健康保護規則第 3 條：

事業單位勞工人數**在 300 人以上**或從事特別危害健康作業之勞工人數在 50 人以上者，應僱用或特約醫護人員，辦理健康管理、職業病預防及健康促進等勞工健康保護事項。

(②) 12.

依勞工健康保護規則規定，事業單位從事特別危害健康作業勞工人數在多少人以上者，應僱用或特約醫護人員，辦理健康管理、職業病預防及健康促進等勞工健康保護事項？① 30 ② 50 ③ 80 ④ 100 　人。

解 說明如 1-3 職業安全衛生教育訓練規則及勞工健康保護規則（含女性勞工母性健康保護），參考題第 11 題。

(④) 13.

依勞工健康保護規則規定，醫護人員臨廠服務應辦理之事項，不包含下列何者？①健康促進之策畫與實施②健康諮詢與急救處置③協助選配勞工從適當工作④定期辦理健康檢查。

解 勞工健康保護規則第 9 條：

雇主應使醫護人員及勞工健康服務相關人員臨場辦理下

列勞工健康服務事項：

一、勞工體格（健康）檢查結果之分析與評估、健康管理及資料保存…等 9 款。

註：定期辦理健康檢查為雇主應盡的責任。

（ ② ）14.

依勞工健康保護規則規定，醫護人員之臨廠服務紀錄表應保存多少年？① 1 ② 3 ③ 7 ④ 10　年。

解　勞工健康保護規則第 14 條：

雇主執行第 9 條至第 13 條所定相關事項，應依附表 8 規定項目填寫紀錄表，並依相關建議事項採取必要措施。前項紀錄表及採行措施之文件，**應保存 3 年。**

（ ④ ）15.

依勞工健康保護規則規定，急救人員不得有失能等體能或健康不良，足以妨礙急救事宜，此體能及健康不良不包括下列何者？①色盲②心臟病③失聰④高血壓。

解　勞工健康保護規則第 15 條：

急救人員應具下列資格之一，且不得有失聰、兩眼裸視或矯正視力後均在 0.6 以下、失能及健康不良等，足以妨礙急救情形。

（ ② ）16.

第一類事業單位人數超過 50 人，每超過幾人應再設置 1 名急救人員？① 30 ② 50 ③ 100 ④ 200　人。

解　勞工健康保護規則第 15 條：

每一輪班次應至少置 1 人；其每一輪班次勞工人數超過 50 人者，**每增加 50 人，應再置 1 人。**

註：若為計算題的話，113 名員工 /50=2，小數點不計。

若爲三班制則2人在乘以班制爲6人，2班制爲4人。

(③) 17.

依勞工健康保護規則規定，勞工人數爲345人之事業單位，至少應有多少位合格之急救人員？①4②5③6④7　位。

解　公式 Y 急救人員人數＝（N 勞工總人數－1）/50（無條件捨去法）

(345－1)/50＝6.88 無條件捨去爲 6 人

(④) 18.

下列何者不是勞工健康保護規則規定，雇主於僱用勞工時，應實施一般體格檢查之規定項目？①胸部 X 光（大片）攝影檢查②尿蛋白及尿潛血之檢查③血色素及白血球數檢查④肺功能檢查及心電圖檢查。

解　勞工健康保護規則附表 9 中，新人與在職兩者一般健康檢查之差異性爲，低密度脂蛋白膽固醇之檢查。

(②) 19.

爲能依據勞工體能、健康狀況，適當選配勞工於適當之場所作業，雇主於僱用勞工時，應實施下列何種健康檢查？①一般健康檢查②一般體格檢查③特殊健康檢查④健康追蹤檢查。

解　**雇主於僱用勞工時，應實施一般體格檢查。**

(①) 20.

事業單位招聘新人時，應實施特殊體格檢查之主要目的爲？①識別勞工工作適性②達成勞工要求③配合主管喜好④家人要求。

解　**爲識別勞工工作適性**，避免未實施到選工配工的基本要件。

（　③　）21.

依照勞工健康保護規規規定，一般作業勞工未滿 40 歲者，多久進行一次健康檢查？①1②3③5④7　年。

解　勞工健康保護規則第 17 條：

雇主對在職勞工，應依下列規定，定期實施一般健康檢查：

一、年滿 65 歲者，每年檢查 1 次。

二、40 歲以上未滿 65 歲者，每 3 年檢查 1 次。

三、**未滿 40 歲者，每 5 年檢查 1 次**。

備註：一般事業單位會採取每年都檢查，優於法規。

（　②　）22.

依照勞工健康保護規則規定，一般作業勞工 40 歲以上未滿 65 歲者，多久進行一次健康檢查？①1②3③5④7　年。

解　說明如 1-3 職業安全衛生教育訓練規則及勞工健康保護規則（含女性勞工母性健康保護），參考題第 21 題。

（　①　）23.

依照勞工健康保護規則規定，一般作業勞工 65 歲以上者，多久進行一次健康檢查？①1②3③5④7　年。

解　說明如 1-3 職業安全衛生教育訓練規則及勞工健康保護規則（含女性勞工母性健康保護），參考題第 21 題。

（　③　）24.

新人體格檢查費用未協調應由誰付？①雇主②主管機關③勞工④勞保局。

解　基本上都為**勞工本人**，若經過協調可由雇主，部份大企業會直接公司給付費用。

（　①　）25.

　　　　在職勞工健康檢查費用應由誰支付？①雇主②主管機關③勞工④勞保局。

　　　　解　雇主應保障工作者安全及健康，故為**雇主支付**。

（　③　）26.

　　　　特別危害健康作業，需至少每幾年檢查一次？①3年②2年③1年④依年齡層有所不同。

　　　　解　勞工健康保護規則第18條：

　　　　　　雇主使勞工從事特別危害健康作業，**應每年或於變更其作業時**，實施特殊健康檢查。

（　②　）27.

　　　　一般健康檢查記錄應保存幾年以上？①3年②7年③10年④員工留存即可。

　　　　解　依勞工健康保護規則第19條規定，**一般健康檢查紀錄應保存7年**。

　　　　　　註：勞工名卡為5年以上，為勞工個資及勞健保薪水等等。

（　④　）28.

　　　　從事下列作業之各項特殊體格（健康）檢查紀錄，何項作業不需要至少保存30年？①粉塵②石綿③甲醛④高溫　作業。

　　　　解　勞工健康保護規則第20條：

　　　　　　高溫作業屬於保存10年之特殊體格（健康）檢查。

（　③　）29.

　　　　依勞工健康保護規則規定，雇主對有害作業之勞工實施特殊健康檢查及管理，下列敘述何者錯誤？①第二級管理者應提供個人健康指導②第三級管理者應進一步請職業醫學科專科

醫師評估③第四級管理者應予退休④每年應定期實施健康檢查。

> |解|　勞工健康保護規則第 21 條：
>
> 屬於第四級管理者，經職業醫學科專科醫師評估現場仍有工作危害因子之暴露者，應採取危害控制及相關管理措施。

(④) 30.

對檢查結果異常之勞工，經醫師健康評估結果，不能適應原有工作者，應參採醫師之建議？①變更其作業場所②更換工作或縮短工作時間③採取健康管理措施④以上皆是。

> |解|　勞工健康保護規則第 23 條：
>
> 對檢查結果異常之勞工，應由醫護人員提供其健康指導；其經醫師健康評估結果，不能適應原有工作者，**應參採醫師之建議，變更其作業場所、更換工作或縮短工作時間，並採取健康管理措施**。

(③) 31.

依勞工健康保護規則規定，事業單位實施勞工健康檢查時，得經勞工同意，一併進行癌症篩檢，此癌症篩檢項目不包括下列何者？①女性乳癌②大腸癌③攝護腺癌④口腔癌。

> |解|　勞工健康保護規則第 27 條：
>
> 依癌症防治法規定，對於符合癌症篩檢條件之勞工，於事業單位實施勞工健康檢查時，得經勞工同意，一併進行**口腔癌、大腸癌、女性子宮頸癌及女性乳癌之篩檢**。

(④) 32.

依女性勞工母性健康保護實施辦法規定，有關母性健康保護措施，下列何者有誤？①危害評估與控制②醫師面談指導③

風險分級管理④勞工代表參與。

解 女性勞工母性健康保護實施辦法第 2 條：

一、母性健康保護：指對於女性勞工從事有母性健康危害之虞之工作所採取之措施，包括危害評估與控制、醫師面談指導、風險分級管理、工作適性安排及其他相關措施。

二、母性健康保護期間（以下簡稱保護期間）：指雇主於得知女性勞工妊娠之日起至分娩後 1 年之期間。

(③) 33.

依女性勞工母性健康保護實施辦法規定，母性健康保護期間，指雇主得知妊娠之日起至何時之期間？①分娩日②分娩後半年③分娩後 1 年④分娩後 2 年。

解 說明如 1-3 職業安全衛生教育訓練規則及勞工健康保護規則（含女性勞工母性健康保護），參考題第 31 題。

備註：若該女性若還有哺乳行為，可與雇主協調延長保護期間。

(④) 34.

依女性勞工母性健康保護實施辦法規定，下列何者有誤？①對於有害輻射散佈場所之工作，應依職業安全衛生設施規則之規定辦理②作業場所應進行風險評估，區分風險等級，並實施分級管理③作業場所空氣中暴露濃度為容許暴露標準 1/2 以上者，屬第三級管理④血中鉛濃度為 20μg/dl 以上者，屬第三級管理。

解 女性勞工母性健康保護實施辦法第 10 條：

一、第一級管理：血中鉛濃度低於 5μg/dl 者。

二、第二級管理：血中鉛濃度在 5μg/dl 以上未達 10μg/dl。

三、第三級管理：血中鉛濃度在 10μg/dl 以上者。

（　②　）35.

依女性勞工母性健康保護實施辦法規定，雇主所採取之危害評估控制方法面談指導等，其執行情形之紀錄應至少保存多少年？①1 ②3 ③5 ④7　年。

解　女性勞工母性健康保護實施辦法第 14 條：

雇主依本辦法採取之危害評估、控制方法、面談指導、適性評估及相關採行措施之執行情形，均應予記錄，並將**相關文件及紀錄至少保存 3 年**。

1-4 危害性化學品標示及通識規則

【名詞解釋】

1. 安全資料表 SDS 說明表如下：

SDS 安全資料表	
項次	內容說明
一、化學品與廠商資料	化學品名稱、其他名稱、建議用途及限制使用、製造者、輸入者或供應者名稱、地址及電話、緊急聯絡電話／傳真電話。
二、危害辨識資料	化學品危害分類、標示內容、其他危害。
三、成分辨識資料	純物質：中英文名稱、同義名稱、化學文摘社登記號碼（CAS No.）、危害成分（成分百分比）。 混合物：化學性質、危害成分之中英文名稱、化學文摘社登記號碼（CAS No.）、濃度或濃度範圍（成分百分比）。 註：危害成分確認無化學文摘社登記號碼者，得免列之。
四、急救措施	不同暴露途徑之急救方法、最重要症狀及危害效應、對急救人員之防護、對醫師之提示。
五、滅火措施	適用滅火劑、滅火時可能遭遇之特殊危害、特殊滅火程序、消防人員之特殊防護設備。
六、洩漏處理方法	個人應注意事項、環境注意事項、清理方法。
七、安全處置與儲存方法	處置、儲存。
八、暴露預防措施	工程控制、控制參數、個人防護設備、衛生措施。

SDS 安全資料表	
項次	內容說明
九、物理及化學性質	外觀（物質狀態、顏色）、氣味、嗅覺閾值、pH 值、熔點、沸點／沸點範圍、易燃性（固體、氣體）、分解溫度、閃火點、自燃溫度、爆炸界限、蒸氣壓、蒸氣密度、密度、溶解度、辛醇／水分配係數（log Kow）、揮發速率。
十、安定性及反應性	安定性、特殊狀況下可能之危害反應、應避免之狀況、應避免之物質、危害分解物。
十一、毒性資料	暴露途徑、症狀、急毒性、慢毒性或長期毒性。
十二、生態資料	生態毒性、持久性及降解性、生物蓄積性、土壤中之流動性、其他不良效應。
十三、廢棄處置方法	廢棄處置方法。
十四、運送資料	聯合國編號、聯合國運輸名稱、運輸危害分類、包裝類別、海洋污染物（是／否）、特殊運送方法及注意事項。
十五、法規資料	適用法規。
十六、其他資料	參考文獻、製表單位、製表人、製表日期。

2. 製成品：指在製造過程中，已形成特定形狀或依特定設計，而其最終用途全部或部分決定於該特定形狀或設計，且在正常使用狀況下不會釋放出危害性化學品之物品。

3. 容器：指任何袋、筒、瓶、箱、罐、桶、反應器、儲槽、管路及其他可盛裝危害性化學品者。但不包含交通工具內之引擎、燃料槽或其他操作系統。

4. 製造者：指製造危害性化學品供批發、零售、處置或使用之廠商。

5. 輸入者：指從國外進口危害性化學品之廠商。

6. 供應者：指批發或零售危害性化學品之廠商。

7. 危險物：符合國家標準 CNS15030 分類，具有物理性危害者如下表：

危害性	危害分類	圖示
危險物（物理性危害）	➢ 爆炸物質 ➢ 自反應物質 ➢ 有機過氧化物	
	➢ 易燃物質 ➢ 自反應物質 ➢ 發火性物質 ➢ 禁水性物質 ➢ 有機過氧化物	
	➢ 氧化性物質	
	➢ 加壓氣體	
	➢ 金屬腐蝕物質	

8. 有害物：符合國家標準 CNS15030 分類，具有健康危害者如下表：

危害性	危害分類	圖示
有害物 （健康危害）	➢ 急毒性物質	
	➢ 急毒性物質 ➢ 腐蝕／刺激皮膚物質 ➢ 嚴重損傷／刺激眼睛物質 ➢ 皮膚過敏物質 ➢ 特定標的器官系統毒性物質－單一暴露	
	➢ 腐蝕／刺激皮膚物質 ➢ 嚴重損傷／刺激眼睛物質	
	➢ 呼吸道過敏物質 ➢ 生殖細胞致突變性物質 ➢ 致癌物質 ➢ 生殖毒性物質 ➢ 特定標的器官系統毒性物質－單一暴露 ➢ 特定標的器官系統毒性物質－重複暴露 ➢ 吸入性危害物質	

【基本知識】

1. 不適用本規則危害性化學品標示及通識規則：

   (1) 事業廢棄物 (2) 菸草或菸草製品 (3) 食品、飲料、藥物、化粧品 (4) 製成品 (5) 非工業用途之一般民生消費商品 (6) 滅火器 (7) 在反應槽或製程中正進行化學反應之中間產物 (8) 其他經中央主管機關指定者。

2. 雇主對裝有危害性化學品之容器，應依規定之分類及標示要項，明顯標示下列事項，所用文字以中文為主，必要時並輔以作業勞工所能瞭解之外文：

   一、危害圖式。

   二、內容：(1) 名稱 (2) 危害成分 (3) 警示語 (4) 危害警告訊息 (5) 危害防範措施 (6) 製造者、輸入者或供應者之名稱、地址及電話。

3. 危害性化學品之圖式符號應使用黑色，背景為白色，圖式之紅框有足夠警示作用之寬度。

4. 雇主對裝有危害性化學品之容器屬下列情形之一者，得免標示：

   (1) 外部容器已標示，僅供內襯且不再取出之內部容器。

   (2) 內部容器已標示，由外部可見到標示之外部容器。

   (3) 勞工使用之可攜帶容器，其危害性化學品取自有標示之容器，且僅供裝入之勞工當班立即使用。

   (4) 危害性化學品取自有標示之容器，並供實驗室自行作實驗、研究之用。

5. 安全資料表所用文字以中文為主，必要時並輔以作業勞工所能瞭解之外文。

6. 裝有危害性化學品之輸送裝置，應遵守依照危害性化學品標示及通識規則。

7. 桶裝油漆，應遵守依照危害性化學品標示及通識規則。

8. 雇主對裝有危害性化學品之容器得於明顯之處，且設置標示有公告板，以代替容器標示。

9. 雇主對裝有危害性化學品之容器屬於管系者得掛使用牌或漆有規定識別顏色及記號替代之。

【常考數字】

1. 雇主對裝有危害性化學品之容器之容積在 **100 毫升以下**者，得僅標示名稱、危害圖式及警示語。

2. 危害性化學品之危害圖式形狀為**直立 45 度角**之正方形，其大小需能辨識清楚。

3. 製造者、輸入者、供應者或雇主，應依實際狀況檢討安全資料表內容之正確性，適時更新，並至少**每 3 年檢討一次**。

【參考題庫】

(②) 1.

下列何者適用危害性化學品標示及通識規則之規定？①有害事業廢棄物②裝有危害性化學品之輸送裝置③在反應槽或製程中正進行化學反應之中間產物④製成品。

解　危害性化學品標示及通識規則第 4 條：

下列物品不適用本規則：

(1) 事業廢棄物 (2) 菸草或菸草製品 (3) 食品、飲料、藥物、化粧品 (4) 製成品 (5) 非工業用途之一般民生消費商品 (6) 滅火器 (7) 在反應槽或製程中正進行化學反應之中間產物 (8) 其他經中央主管機關指定者。

(③) 2.

下列何種物品適用危害性化學品標示及通識規則之規定？①菸草或菸草製品②藥物③桶裝油漆④滅火器。

解　說明如1-4危害性化學品標示及通識規則，參考題第1題。

(③) 3.

依危害性化學品標示及通識規則規定，汽油屬於下列何者？①爆炸性物質②著火性物質③易燃液體④可燃性氣體。

解　**汽油屬於易燃液體。**

(③) 4.

下列何種物質是危害性化學品標示及通識規則中指定之危險物？①致癌物質②毒性物質③氧化性物質④腐蝕性物質。

解　危害性化學品標示及通識規則第 2 條：

一、危險物：符合國家標準 CNS15030 分類，具有物理性危害者。

二、有害物：符合國家標準 CNS15030 分類，具有健康

危害者。

選項①②④毒性、致癌、腐蝕屬健康性危害物質。選項
③**氧化性**屬物理性危害物質。

(④) 5.

依危害性化學品標示及通識規則規定,危害圖示為「骷顱頭」
有可能為下列何種危害性化學品?①致癌物質②生殖毒性物
質③呼吸道過敏物質④急毒性物質。

解 危害性化學品標示及通識規則附表1:

危害性	危害分類	圖示
有害物(健康危害)	急毒性物質	

(④) 6.

依危害性化學品標示及通識規則規定,致癌物質之危害圖
式,為下列何者?①驚歎號②骷顱頭③癌細胞④人頭及胸腔。

解 危害性化學品標示及通識規則附表1:

危害性	危害分類	圖示
有害物(健康危害)	➢ 呼吸道過敏物質 ➢ 生殖細胞致突變性物質 ➢ 致癌物質 ➢ 生殖毒性物質 ➢ 特定標的器官系統毒性物質—單一暴露 ➢ 特定標的器官系統毒性物質—重複暴露吸入性危害物質	

（　①　）7.

依危害性化學品標示及通識規則規定，危害性化學品之標示
內容可不包含下列何者？①廢棄處理方式②名稱與危害成分
③警示語及危害警告訊息④危害防範措施。

解　危害性化學品標示及通識規則第 5 條：

雇主對裝有危害性化學品之容器，應依規定之分類及標
示要項，格式明顯標示下列事項，所用文字以中文為
主，必要時並輔以作業勞工所能瞭解之外文：

一、危害圖式。

二、內容：

(1) 名稱 (2) 危害成分 (3) 警示語 (4) 危害警告訊息 (5) 危
害防範措施

(6) 製造者、輸入者或供應者之名稱、地址及電話。

前項容器內之危害性化學品為混合物者，其應標示之危
害成分指混合物之危害性中符合國家標準 CNS15030 分
類，具有物理性危害或健康危害之所有危害物質成分。

第 1 項容器之容積在 100 毫升以下者，得僅標示名稱、
危害圖式及警示語。

（　②　）8.

依危害性化學品標示及通識規則規定，裝有危害物質之容器
在多少毫升（mL）以下者，得僅標示名稱、危害圖示及警示
語？① 50 ② 100 ③ 200 ④ 500　　毫升（mL）。

解　說明如 1-4 危害性化學品標示及通識規則，參考題第 7
題。

（　④　）9.

依危害性化學品標示及通識規則規定，裝有危害性化學品之

容器標示事項包括圖式及內容，圖式形狀為何？①圓形②正三角形③長方形④直立 45 度角之正方形（菱形）。

解 危害性化學品標示及通識規則第 7 條：

標示之危害**圖式形狀為直立四十五度角之正方形**，其大小需能辨識清楚。圖式符號應使用黑色，背景為白色，圖式之紅框有足夠警示作用之寬度。

（ ③ ）10.

依危害性化學品標示及通識規則規定，液化氣體標示之危害圖式，其符號應使用下列何種顏色？①黃色②綠色③黑色④藍色。

解 說明如 1-4 危害性化學品標示及通識規則，參考題第 9 題。

（ ① ）11.

依危害性化學品標示及通識規定，請問危害圖示之背景顏色為何？①白色②綠色③黑色④藍色。

解 說明如 1-4 危害性化學品標示及通識規則，參考題第 9 題。

（ ④ ）12.

依危害性化學品標示及通識規則規定，裝有危害性化學品之容器，於下列何種條件可免標示？①容器體積在 500 毫升以下者②內部容器已進行標示之外部容器③外部容器已有標示之內部容器④危害性化學品取自有標示之容器，並僅供實驗室自行做研究之用者。

解 危害性化學品標示及通識規則第 8 條：

雇主對裝有危害性化學品之容器屬下列情形之一者，得免標示：

一、外部容器已標示，僅供內襯且不再取出之內部容器。

二、內部容器已標示，由外部可見到標示之外部容器。

三、勞工使用之可攜帶容器，其危害性化學品取自有標示之容器，且僅供裝入之勞工當班立即使用。

四、危害性化學品取自有標示之容器，**並供實驗室自行作實驗、研究之用。**

（　②　）13.

依危害性化學品標示及通識規則規定，安全資料表中，不包括下列何者？①廠商資料②危害物質存放處所及數量③警示語④危害防範措施。

解 危害性化學品標示及通識規則附表 4：

安全資料表**不包括危害物質存放處所及數量、負責人姓名等等**。

（　④　）14.

依危害性化學品標示及通識規則規定，安全資料表應具有幾項內容？① 6 ② 8 ③ 12 ④ 16　項。

解 **安全資料表應具有 16 項**之內容。

（　①　）15.

雇主對於裝同一種危害性化學品之數個容器，置放於同一處所，得於明顯之處，設置何物，代替容器標示？①公告板②顏色板③符號板④說明板。

解 危害性化學品標示及通識規則第 19 條：

雇主對裝有危害性化學品之容器有下列情形之一者，得於明顯之處，設置標示有第五條第一項規定事項之公告板，以代替容器標示。但屬於管系者，得掛使用牌或漆有規定識別顏色及記號替代之：

一、裝同一種危害性化學品之數個容器，置放於同一處所。

二、導管或配管系統。

三、反應器、蒸餾塔、吸收塔、析出器、混合器、沈澱分離器、熱交換器、計量槽或儲槽等化學設備。

四、冷卻裝置、攪拌裝置或壓縮裝置等設備。

五、輸送裝置。

(③) 16.

依危害性化學品標示及通識規則規定，安全資料表應適時更新，並至少應每幾年檢討 1 次？① 1 ② 2 ③ 3 ④ 4　年。

解 危害性化學品標示及通識規則第 15 條：

製造者、輸入者、供應者或雇主，應依實際狀況檢討安全資料表內容之正確性，適時更新，並**至少每 3 年檢討一次**。

前項安全資料表更新之內容、日期、版次等更新紀錄，應保存 3 年。

(④) 17.

雇主為維護國家安全或商業機密之必要而保留危害性化學品成分之名稱等資料時，應檢附法令規定之書面資料，經何種程序核定？①報請當地主管機關核定②報請當地勞動檢查機構核定③經由當地主管機關轉報中央主管機關核定④報請中央主管機關核定。

解 危害性化學品標示及通識規則第 18 條：

製造者、輸入者或供應者為維護國家安全或商品營業秘密之必要，而保留揭示安全資料表中之危害性化學品成分之名稱、化學文摘社登記號碼、含量或製造者、輸入

者或供應者名稱時，應檢附下列文件，**向中央主管機關申請核定**。

（　①　）18.
依危害性化學品標示及通識規則規定，以下何者非雇主應辦理之事項？①決定危害物質容器之包裝材質②製作化學品清單③設置安全資料表放置區④標示容器之危害物質。

解 **決定危害物質容器之包裝材質**並非雇主辦理之事項。

1-5 勞工作業場所容許暴露標準及勞工作業環境監測實施辦法

【名詞解釋】

1. 8 小時日時量平均容許濃度：為勞工每天工作 **8 小時**，一般勞工重複暴露此濃度以下，不致有不良反應者。

2. 短時間時量平均容許濃度：為一般勞工連續暴露在此濃度以下任何 **15 分鐘**，不致有不可忍受之刺激、慢性或不可逆之組織病變、麻醉昏暈作用、事故增加之傾向或工作效率之降低者。

3. 最高容許濃度：為不得使一般勞工有任何時間超過此濃度之暴露，以防勞工不可忍受之刺激或生理病變者。

4. 本標準所稱 ppm 為百萬分之一單位：指溫度在攝氏 25 度、1 大氣壓條件下，每立方公尺空氣中氣狀有害物之立方公分數。

5. 本標準所稱 mg/m³ 為每立方公尺毫克數，指溫度在攝氏 25 度、1 大氣壓條件下，每立方公尺空氣中粒狀或氣狀有害物之毫克數。

6. 本標準所稱 f/cc 為每立方公分根數，指溫度在攝氏 25 度、1 大氣壓條件下，每立方公分纖維根數。

7. 作業環境監測：指為掌握勞工作業環境實態與評估勞工暴露狀況，所採取之規劃、採樣、測定及分析之行為。

8. 作業環境監測機構：指依本辦法規定申請，並經中央主管機關認可，執行作業環境監測業務之機構（以下簡稱監測機構）。

9. 臨時性作業：指正常作業以外之作業，**其作業期間不超過 3 個月，且 1 年內不再重複者**。

10. 作業時間短暫：指雇主使勞工每日作業時間在 **1 小時**以內者。

11. 作業期間短暫：指作業期間**不超過 1 個月**，且確知自**該作業終了日起 6 個月，不再實施該作業者**。

12. 第三者認證機構：指取得國際實驗室認證聯盟相互認可協議，並經中央主管機關公告之認證機構。

13. 認證實驗室：指經第三者認證機構認證合格，於有效限期內，辦理作業環境監測樣本化驗分析之機構。

【基本知識】

1. 雇主應確保勞工作業場所之危害暴露低於空氣中有害物容許濃度，或空氣中粉塵容許濃度。未列有容許濃度值之有害物經測出者，視爲超過標準。

2. 勞工作業場所容許暴露標準中註有「皮」字者，表示該物質易從皮膚、粘膜滲入體內，並不表示該物質對勞工會引起刺激感、皮膚炎及敏感等特性。

3. 勞工作業場所容許暴露標準中註有「瘤」字者，表示該物質經證實或疑似對人類會引起腫瘤之物質。

4. 作業環境空氣中有二種以上有害物存在而其相互間效應非屬於相乘效應或獨立效應時，應視爲相加效應，並依下列規定計算，其總和大於一時，即屬超出容許濃度。

5. 本標準不適用於下列事項之判斷：(1) 以二種不同有害物之容許濃度比作爲毒性之相關指標 (2) 工作場所以外之空氣污染指標 (3) 職業疾病鑑定之唯一依據。

6. 作業環境監測人員（以下簡稱監測人員），其分類及資格如下：

　　一、甲級化學性因子監測人員，爲領有下列證照之一者：

　　　　（一）工礦衛生技師證書。

　　　　（二）化學性因子作業環境監測甲級技術士證照。

　　　　（三）中央主管機關發給之作業環境測定服務人員證明並經講習。

　　二、甲級物理性因子監測人員，爲領有下列證照之一者：

　　　　（一）工礦衛生技師證書。

　　　　（二）物理性因子作業環境監測甲級技術士證照。

　　　　（三）中央主管機關發給之作業環境測定服務人員證明並經講習。

　　三、乙級化學性因子監測人員，爲領有化學性因子作業環境監測乙級技

術士證照者。

四、乙級物理性因子監測人員，為領有物理性因子作業環境監測乙級技
　　術士證照者。

7. 雇主實施作業環境監測前，應就作業環境危害特性、監測目的及中央主
　 管機關公告之相關指引，規劃採樣策略，並訂定含採樣策略之作業環境
　 監測計畫（以下簡稱監測計畫），確實執行，並依實際需要檢討更新。

8. 監測計畫，應包括下列事項：(1) 危害辨識及資料收集 (2) 相似暴露族群
　 之建立 (3) 採樣策略之規劃及執行 (4) 樣本分析 (5) 數據分析及評估。

9. 訂定監測計畫，實施作業環境監測時，應會同職業安全衛生人員及勞工
　 代表實施。

10. 監測計畫，雇主應於作業勞工顯而易見之場所公告或以其他公開方式
　　 揭示之，必要時應向勞工代表說明。

11. 雇主得委由監測機構辦理監測計畫及監測結果之通報，委託方式應以
　　 書面方式為之。

【常考數字】

1. 勞工作業環境空氣中有害物之濃度應符合下列規定：

一、全程工作日之時量平均濃度不得超過相當 **8 小時**日時量平均容許濃度。

二、任何一次連續 **15 分鐘**內之時量平均濃度不得超過短時間時量平均容許濃度。

三、任何時間均不得超過最高容許濃度（**1 秒都不行**）。

2. **24.45** 為在攝氏 25 度、1 大氣壓條件下，氣狀有害物之毫克莫耳體積立方公分數。

3. 作業環境監測紀錄應保存 **30** 年之化學物質一覽表：

分類	化學物質名稱
特定化學物質甲類物質	(1) 聯苯胺及其鹽類 (2)4- 胺基聯苯及其鹽類 (3)β- 萘胺及其鹽類
特定化學物質乙類物質	(1)二氯聯苯胺及其鹽類 (2)α- 萘胺及其鹽類 (3) 鄰 - 二甲基聯苯胺及其鹽類 (4) 二甲氧基聯苯胺及其鹽類 (5) 鈹及其化合物
特定化學物質丙類第一種物質	(1) 次乙亞胺 (2) 氯乙烯 (3) 苯
特定化學物質丙類第三種物質	(1) 石綿 (2) 鉻酸及其鹽類 (3) 砷及其化合物 (4) 重鉻酸及其鹽類 (5) 煤焦油 (6) 鎳及其化合物
特定化學物質丁類物質	硫酸
第一種有機溶劑	三氯乙烯
第二種有機溶劑	四氯乙烯

4. 雇主於實施監測 **15 日前**，應將監測計畫依中央主管機關公告之網路登錄系統及格式，實施通報。

5. 事業單位從事特別危害健康作業之勞工人數在 **100 人以上**，依規定應實

施化學性因子作業環境監測。

6. 作業環境監測結果記錄，保存 3 年，粉塵之監測紀錄應保存 **10 年**。

7. 雇主應於採樣或測定後 **45 日內**完成監測結果報告，通報至中央主管機關指定之資訊系統。所通報之資料，主管機關得作為研究及分析之用。

8. 作業環境監測頻率彙整一覽表：

作業環境監測場所	作業環境監測項目	作業監測頻率
高溫作業場所。	綜合溫度熱指數。	高溫**每 3 個月**至少 1 次以上。
設有中央管理方式之空氣調節設備之建築物室內作業場所。	二氧化碳濃度。	其他各類型**每 6 個月**至少 1 次以上。
礦場地下礦物之試掘、採掘場所。	粉塵及二氧化碳濃度。	
隧道掘削之建設工程之場所。	粉塵及二氧化碳濃度。	
噪音暴露工作日 8 小時日時量平均音壓級 85 分貝以上之作業場所。	噪音分貝。	
特定粉塵作業場所。	粉塵濃度。	
製造、處置或使用法規指定之有機溶劑之作業場所。	有機溶劑濃度。	
製造、處置或使用法規指定之特定化學物質之作業場所。	特定化學物質濃度。	
接近煉焦爐或於其上方從事煉焦作業之場所。	煉焦爐生成物濃度。	
勞工之工作場所之照度	照度 Lux。	
鉛與四烷基鉛法規指定之作業之作業場所。	鉛與四烷基鉛濃度。	鉛類**每 1 年**至少 1 次以上。

【參考題庫】

(②) 1.

　　勞工作業場所容許暴露標準中註「皮」者，係指下列何者？
①不會由皮膚滲透人體②易由皮膚進入人體③除皮膚外不會
進入人體④易引起皮膚病。

　解　勞工作業場所容許暴露標準附表一空氣中有害容許濃度：

　　一、本表內**註有「皮」字者，表示該物質易從皮膚、粘
　　　　膜滲入體內**，並不表示該物質對勞工會引起刺激
　　　　感、皮膚炎及敏感等特性。

　　二、本表內註有「瘤」字者，表示該物質經證實或疑似
　　　　對人類會引起腫瘤之物質。

(③) 2.

　　勞工作業環境空氣中有害物容許濃度標準之附表中符號欄，
何種註記表示該物質經證實或疑似對人類會引起腫瘤之物
質？①癌②皮③瘤④高。

　解　說明如 1-5 勞工作業場所容許暴露標準及勞工作業環境
　　　監測實施辦法，參考題第 1 題。

(②) 3.

　　短時間時量平均容許濃度係指為一般勞工連續暴露在此濃度
以下多久，不致有不可忍受之刺激、慢性或不可逆之組織病
變、麻醉昏暈作用、事故增加之傾向或工作效率之降低者？
① 5 ② 15 ③ 30 ④ 60　分鐘

　解　勞工作業場所容許暴露標準 3 條：

　　本標準所稱容許濃度如下：

　　一、8 小時日時量平均容許濃度：為勞工每天工作 8 小

時，一般勞工重複暴露此濃度以下，不致有不良反應者。

二、短時間時量平均容許濃度：為一般勞工連續暴露在此濃度以下任何 **15 分鐘**，不致有不可忍受之刺激、慢性或不可逆之組織病變、麻醉昏暈作用、事故增加之傾向或工作效率之降低者。

三、最高容許濃度：為不得使一般勞工有任何時間超過此濃度之暴露，以防勞工不可忍受之刺激或生理病變者。

（　④　）4.

最高容許濃度：為不得使一般勞工暴露超過此濃度超過多久？① 30 分鐘② 15 分鐘③ 1 分鐘④ 1 秒也不行，防止勞工不可忍受之刺激或生理病變。

解　說明如 1-5 勞工作業場所容許暴露標準及勞工作業環境監測實施辦法，參考題第 3 題。

（　④　）5.

最高容許濃度係為防止勞工暴露超過此濃度而導致下列何種影響？①生理病變②不良反應③工作效率之降低④意外事故增加之傾向。

解　說明如 1-5 勞工作業場所容許暴露標準及勞工作業環境監測實施辦法，參考題第 4 題。

（　③　）6.

全程工作日之時量平均濃度係指不得超過相當幾小時之日時量平均容許濃度？① 4 ② 6 ③ 8 ④ 12　小時。

解　勞工作業場所容許暴露標準第 8 條：
勞工作業環境空氣中有害物之濃度應符合下列規定：

一、全程工作日之時量平均濃度**不得超過相當 8 小時**日時量平均容許濃度。

二、任何一次連續 15 分鐘內之時量平均濃度不得超過短時間時量平均容許濃度。

三、任何時間均不得超過最高容許濃度。

(③) 7.

指正常作業以外之作業，其作業期間不超過 3 個月，且 1 年內不再重複者。稱為？①作業時間短暫②作業期間短暫③臨時性作業④非臨時性作業。

解 勞工作業環境監測實施辦法第 2 條：

臨時性作業：指正常作業以外之作業，**其作業期間不超過 3 個月，且 1 年內不再重複者**。

(④) 8.

雇主實施作業環境測定時，應由何者辦理？①僱用乙級以上之作業環境測定人員②執業之工礦衛生技師③經中央主管機關認可之作業環境測定機構④以上均可。

解 勞工作業環境監測實施辦法第 4 條：

以上 3 項人員均可實施辦理作業環境監測。

(①) 9.

下列選項何者為非？①雇主應自行實施作業環境監測，不得委外②雇主於實施監測 15 日前，應將監測計畫實施通報③監測計畫內容應包括樣本分析④粉塵之監測紀錄應保存 10 年。

解 說明如 1-5 勞工作業場所容許暴露標準及勞工作業環境監測實施辦法，參考題第 8 題。

（　③　）10.

依勞工作業環境監測實施辦法規定，中央管理方式之空調建物室內作業場所應多久期間監測二氧化碳濃度 1 次以上？① 1 個月② 3 個月③ 6 個月④ 1 年。

解　勞工作業環境監測實施辦法第 7 條：

本法施行細則第 17 條第 2 項第 1 款至第 3 款規定之作業場所，雇主應依下列規定，實施作業環境監測。但臨時性作業、作業時間短暫或作業期間短暫之作業場所，不在此限：

一、**設有中央管理方式之空氣調節設備之建築物室內作業場所，應每 6 個月監測二氧化碳濃度 1 次以上。**

二、下列坑內作業場所應每 6 個月監測粉塵、二氧化碳之濃度 1 次以上：

（一）礦場地下礦物之試掘、採掘場所。

（二）隧道掘削之建設工程之場所。

（三）前二目已完工可通行之地下通道。

三、勞工噪音暴露工作日 8 小時日時量平均音壓級 85 分貝以上之作業場所，應每 6 個月監測噪音一次以上。

（　②　）11.

依勞工作業環境監測實施辦法規定，下列何種作業場所不必實施作業環境監測？①坑內作業場所②一般辦公室無中央空調作業場所③鉛作業場所④高溫作業場所。

解　說明如 1-5 勞工作業場所容許暴露標準及勞工作業環境監測實施辦法，參考題第 10 題。

（　④　）12.

依勞工作業環境監測實施辦法規定，特定粉塵作業場所應每

多久實施作業環境監測 1 次以上？①半個月② 1 個月③ 3 個月④半年。

解 如下環境監測頻率簡化表：

作業名稱	時間及頻率
鉛、四烷基鉛	1 年 1 次
高溫作業	3 個月 1 次
有機、特定化學、粉塵、照度、CO_2、噪音	6 個月 1 次

(④) 13.

依勞工作業環境監測實施辦法規定，鉛作業場所應多久實施作業環境監測 1 次以上？①每日②每月③每半年④每年。

解 說明如 1-5 勞工作業場所容許暴露標準及勞工作業環境監測實施辦法，參考題第 12 題。

(④) 14.

依勞工作業環境監測實施辦法規定，指定之有機溶劑室內作業場所應多久定期實施作業環境監測 1 次以上？①每 1 個月②每 2 個月③每 3 個月④每 6 個月。

解 說明如 1-5 勞工作業場所容許暴露標準及勞工作業環境監測實施辦法，參考題第 12 題。

(②) 15.

有關勞工作業環境監測，下列何者正確？①監測計畫實施時，無須勞工代表參與②應於實施監測 15 日前，將監測計畫實施通報③雇主應於採樣或測定後 60 日內完成監測結果報告，並通報至中央主管機關指定之資訊系統④粉塵之監測紀錄應保存 30 年。

解 勞工作業環境監測實施辦法第 10 條：

雇主實施作業環境監測前，應就作業環境危害特性、監測目的及中央主管機關公告之相關指引，規劃採樣策略，並訂定含採樣策略之作業環境監測計畫（以下簡稱監測計畫），確實執行，並依實際需要檢討更新。前項監測計畫，雇主應於作業勞工顯而易見之場所公告或以其他公開方式揭示之，必要時應向勞工代表說明。**雇主於實施監測 15 日前，應將監測計畫依中央主管機關公告之網路登錄系統及格式，實施通報。**但依前條規定辦理之作業環境監測者，得於實施後 7 日內通報。

（　④　）16.

下列敘述何者錯誤？①雇主於引進或修改製程、作業程序、材料及設備時，應評估其勞工暴露之風險，有增加暴露風險之虞者，應即實施作業環境監測②作業環境監測計畫，雇主應於作業勞工顯而易見之場所公告或以其他公開方式揭示之，必要時應向勞工代表說明③作業環境監測之採樣或測定後 45 日內完成監測結果報告，通報至中央主管機關指定之資訊系統④實施監測 18 日前，應將監測計畫依中央主管機關公告之網路登錄系統及格式，實施通報。

解 說明如 1-5 勞工作業場所容許暴露標準及勞工作業環境監測實施辦法，參考題第 15 題。

（　①　）17.

設置中央管理方式之空氣調節設備之建築物室內作業場所，應每 6 個月監測二氧化碳濃度 1 次以上，雇主實施前述作業環境監測時，應僱用下列何種人員辦理？①乙級化學性因子以上之作業環境監測人員②乙級物理性因子以上之作業環境監測人員③職業安全衛生管理員④職業衛生管理師。

解 勞工作業環境監測實施辦法第 11 條：

雇主實施作業環境監測時，應設置或委託監測機構辦理。但監測項目屬物理性因子或得以直讀式儀器有效監測之下列化學性因子者，**得僱用乙級以上之監測人員或委由執業之工礦衛生技師辦理：**

(1) 二氧化碳 (2) 二硫化碳 (3) 二氯聯苯胺及其鹽類 (4) 次乙亞胺 (5) 二異氰酸甲苯 (6) 硫化氫 (7) 汞及其無機化合物 (8) 其他經中央主管機關指定公告者。

(②) 18.

實施作業環境監測時，下列何者得以直讀式儀器做監測？①乙酸乙酯②硫化氫③鉛④甲苯。

解 說明如 1-5 勞工作業場所容許暴露標準及勞工作業環境監測實施辦法，參考題第 17 題。

(④) 19.

依勞工作業環境監測實施辦法規定，雇主應於採樣或測定後多少日內，完成監測結果報告？① 7 ② 14 ③ 15 ④ 45　日。

解 勞工作業環境監測實施辦法第 12 條：

一、實施作業環境監測時，應會同職業安全衛生人員及勞工代表實施。

二、監測結果應保存 3 年。但屬附表四所列化學物質者，應保存 30 年；粉塵之監測紀錄應保存 10 年。

三、監測結果，雇主應於作業勞工顯而易見之場所公告或以其他公開方式揭示之，必要時應向勞工代表說明。

四、**雇主應於採樣或測定後 45 日內完成監測結果報告，** 通報至中央主管機關指定之資訊系統。所通報之資

料，主管機關得作為研究及分析之用。

（　③　）20.

有關有機溶劑室內作業場實施作業環境監測紀錄應保存？
①1②2③3④5　年。

解　說明如 1-5 勞工作業場所容許暴露標準及勞工作業環境
監測實施辦法，參考題第 19 題。

（　④　）21.

三氯乙烯、四氯乙烯室內作業場實施作業環境監測紀錄應保
存幾年？①7②10③20④30　年。

解　說明如 1-5 勞工作業場所容許暴露標準與環境監測實施
辦法，常考數字 3. 作業環境監測紀錄應保存 30 年之化
學物質一覽表。

（　④　）22.

使用重鉻酸之作業場所，每 6 個月應監測濃度 1 次以上，依
勞工作業環境監測實施辦法規定，監測紀錄應保存幾年？
①7②10③20④30　年。

解　說明如 1-5 勞工作業場所容許暴露標準與環境監測實施
辦法，常考數字 3. 作業環境監測紀錄應保存 30 年之化
學物質一覽表。

（　③　）23.

依勞工作業環境監測實施辦法規定，對熱環境評估採用下列
何者？①熱危害指數②有效溫度③綜合溫度熱指數④排汗量。

解　WBGT：<u>綜合溫度熱指數，熱環境評估依據</u>。

1-6 職業安全衛生設施規則

【基本知識】

1. 危險物質彙整表：

<table>
<tr><th colspan="5">危險物質彙整表</th></tr>
<tr><th>爆炸性物質</th><th>著火性物質</th><th>易燃液體</th><th>氧化性物質</th><th>可燃性氣體</th></tr>
<tr>
<td>(1)硝化乙二醇、硝化甘油、硝化纖維及其他具有爆炸性質之硝酸酯類。
(2)三硝基苯、三硝基甲苯、三硝基酚及其他具有爆炸性質之硝基化合物。
(3)過醋酸、過氧化丁酮、過氧化二苯甲醯及其他過氧化有機物。</td>
<td>(1)金屬鋰、金屬鈉、金屬鉀。
(2)黃磷、赤磷、硫化磷等。
(3)賽璐珞類。
(4)碳化鈣、磷化鈣。
(5)鎂粉、鋁粉。
(6)鎂粉及鋁粉以外之金屬粉。
(7)二亞硫磺酸鈉。
(8)其他易燃固體、自燃物質、禁水性物質。</td>
<td>(1)乙醚、汽油、乙醛、環氧丙烷、二硫化碳及其他閃火點未滿攝氏零下30度之物質。
(2)正己烷、環氧乙烷、丙酮、苯、丁酮及其他閃火點在攝氏零下30度以上，未滿攝氏零度之物質。
(3)乙醇、甲醇、二甲苯、乙酸戊酯及其他閃火點在攝氏零度以上，未滿攝氏30度之物質。
(4)煤油、輕油、松節油、異戊醇、醋酸及其他閃火點在攝氏30度以上，未滿攝氏65度之物質。</td>
<td>(1)氯酸鉀、氯酸鈉、氯酸銨及其他之氯酸鹽類。
(2)過氯酸鉀、過氯酸鈉、過氯酸銨及其他之過氯酸鹽類。
(4)過氧化鉀、過氧化鈉、過氧化鋇及其他無機過氧化物。
(5)硝酸鉀、硝酸鈉、硝酸銨及其他硝酸鹽類。
(6)亞氯酸鈉及其他固體亞氯酸鹽類。
(7)次氯酸鈣及其他固體次氯酸鹽類。</td>
<td>(1)氫。
(2)乙炔、乙烯。
(3)甲烷、乙烷、丙烷、丁烷。
(4)其他於一大氣壓下、攝氏15度時，具有可燃性之氣體。</td>
</tr>
</table>

2. 雇主應對勞工身心健康保護措施加以保護措施如下彙整表：

勞工身心健康保護措施彙整表		
重複性、姿勢不良、過度施力及作業頻率過高等促發肌肉骨骼疾病：	輪班、夜間工作、長時間工作等異常工作負荷促發疾病：	執行職務，因他人行為致遭受身體或精神上不法侵害：
(1) 分析作業流程、內容及動作。 (2) 確認人因性危害因子。 (3) 評估、選定改善方法及執行。 (4) 執行成效之評估及改善。 (5) 其他有關安全衛生事項。 事業單位勞工人數達 100 人以上者，雇主應訂定人因性危害預防計畫，並據以執行；未滿 100 人者，得以執行紀錄或文件代替。	(1) 辨識及評估高風險群。 (2) 安排醫師面談及健康指導。 (3) 調整或縮短工作時間及更換工作內容之措施。 (4) 實施健康檢查、管理及促進。 (5) 執行成效之評估及改善。 (6) 其他有關安全衛生事項。 事業單位依規定配置有醫護人員從事勞工健康服務者，雇主應公告相關指引，訂定異常工作負荷促發疾病預防計畫，並據以執行；依規定免配置醫護人員者，得以執行紀錄或文件代替。	(1) 辨識及評估危害。 (2) 適當配置作業場所。 (3) 依工作適性適當調整人力。 (4) 建構行為規範。 (5) 辦理危害預防及溝通技巧訓練。 (6) 建立事件之處理程序。 (7) 執行成效之評估及改善。 (8) 其他有關安全衛生事項。 事業單位勞工人數達 100 人以上者，雇主應訂定執行職務遭受不法侵害預防計畫，並據以執行；未達 100 人者，得以執行紀錄或文件代替。
1. 作成執行紀錄並**留存 3 年**。 2. 事業單位勞工人數達 **100** 人以上者，雇主應訂定母性健康保護計畫。		

3. 雇主應於機械設置易於操作且不因接觸、振動等或其他意外原因致使機械驟然開動之性能之**動力遮斷裝置**。

4. 起重機中，應設置為防止吊升物不致超越額定負荷之**過負荷防止裝置**。

5. 雇主應設置能於緊急時快速停止機械之運轉，遮斷動力並與制動系統連

動之**緊急制動裝置**。

6. 雇主對於鑽孔機、截角機等旋轉刃具作業，勞工手指有觸及之虞者，**應明確告知及標示勞工不得使用手套**，並使勞工確實遵守。

7. 雇主對於離心機械，應裝置**覆蓋及連鎖裝置**。

8. 雇主使用於儲存高壓氣體之容器，不論盛裝或空容器，應依下列規定辦理：

(1) 確知容器之用途無誤者，方得使用。

(2) 容器應**標明**所裝氣體之**品名**，不得任意灌裝或轉裝。

(3) 容器**外表顏色**，**不得擅自變更或擦掉**。

(4) 容器使用時應**加固**。

(5) 容器搬動不得粗莽或使之衝擊。

(6) 焊接時**不得在容器上試焊**。

(7) 容器應妥善管理、整理。

9. 雇主搬運儲存高壓氣體之容器，不論盛裝或空容器，應依下列規定辦理：

(1) 溫度**保持在攝氏 40 度以下**。

(2) 場內移動儘量使用專用手推車等，務求安穩直立。

(3) 以手移動容器，應確知護蓋旋緊後，方直立移動。

(4) 容器吊起搬運不得直接用電磁鐵、吊鏈、繩子等直接吊運。

(5) 容器裝車或卸車，應確知護蓋旋緊後才進行，卸車時必須使用緩衝板或輪胎。

(6) **儘量避免與其他氣體混載**，非混載不可時，應將容器之頭尾反方向置放或隔置相當間隔。

(7) 載運可燃性氣體時，要置備滅火器；載運毒性氣體時，**要置備吸收劑、中和劑、防毒面具**等。

(8) 盛裝容器之載運車輛，**應有警戒標誌**。

(9) 運送中**遇有漏氣，應檢查漏出部位**，給予適當處理。

(10) 搬運中發現**溫度異常升高時，應立即灑水冷卻**，必要時，並應通知原製造廠協助處理。

10. 雇主對於高壓氣體之貯存，應依下列規定辦理：

(1) 貯存場所應有適當之**警戒標示，禁止煙火接近**。

(2) 貯存**周圍 2 公尺內不得放置有煙火及著火性、引火性物品**。

(3) 盛裝容器和空容器應**分區放置**。

(4) 可燃性氣體、有毒性氣體及氧氣之鋼瓶，應**分開貯存**。

(5) 應安穩置放並加**固定及裝安護蓋**。

(6) 容器應**保持在攝氏 40 度以下**。

(7) 貯存處應考慮於緊急時便於搬出。

(8) 通路面積以**確保貯存處面積 20% 以上**為原則。

(9) 貯存處附近，不得任意放置其他物品。

(10) 貯存比空氣重之氣體，應注意低漥處之**通風**。

11. 雇主對於毒性高壓氣體之儲存，應依下列規定辦理：

(1) 貯存處要**置備吸收劑、中和劑及適用之防毒面罩或呼吸用防護具**。

(2) 具有腐蝕性之毒性氣體，應充分換氣，**保持通風良好**。

(3) 得在腐蝕化學藥品或煙囪附近貯藏。

(4) **預防異物**之混入。

12. 雇主對於毒性高壓氣體之使用，應依下列規定辦理：

(1) 非對該氣體有實地瞭解之人員，不准進入。

(2) 工作場所空氣中之毒性氣體濃度**不得超過容許濃度**。

(3) 工作場所置備**充分及適用之防護具**。

(4) 使用毒性氣體場所，應保持**通風良好**。

13. 雇主對物料之堆放，應依下列規定：

(1) 不得超過堆放地最大**安全負荷**。

(2) **不得影響照明**。

(3) 不得妨礙機械設備之**操作**。

(4) 不得阻礙**交通或出入口**。

(5) 不得減少自動灑水器及火警警報器有效功用。

(6) **不得妨礙消防**器具之緊急使用。

(7) 以**不倚靠牆壁或結構支柱堆放**為原則，並不得超過其安全負荷。

14. 雇主對於從事熔接、熔斷、金屬之加熱及其他須使用明火之作業或有發生火花之虞之作業時，**不得以氧氣供為通風或換氣之用**。

15. 雇主對於下列設備有因靜電引起爆炸或火災之虞者，應採取：(1) **接地** (2) 使用**除電劑** (3) **加濕** (4) 使用不致成為發火源之虞之**除電裝置**或其他去除靜電之裝置。

16. 雇主使用軟管以動力從事輸送硫酸、硝酸、鹽酸、醋酸、甲酚、氯磺酸、氫氧化鈉溶液等對皮膚有腐蝕性之液體時，對該輸送設備，應依下列規定：

(1) 於操作該設備之人員易見之場所**設置壓力表**，及於其易於操作之位置安裝**動力遮斷裝置**。

(2) 該軟管及連接用具應具**耐腐蝕性、耐熱性及耐寒性**。

(3) 該軟管應經水壓試驗確定其**安全耐壓力**，並標示於該軟管，且使用時不得超過該壓力。

(4) 為防止軟管內部承受異常壓力，應於輸壓設備**安裝回流閥等超壓防止裝置**。

(5) 軟管與軟管或軟管與其他管線之接頭，應以連結用具**確實連接**。

(6) 以壓力每平方公分 **2 公斤以上之壓力輸送**時，前款之連結用具應使用旋緊連接或**以鉤式結合**等方式，並具有**不致脫落之構造**。

(7) 指定輸送操作人員操作輸送設備，並**監視該設備及其儀表**。

(8) 該連結用具有損傷、鬆脫、腐蝕等**缺陷**，致腐蝕性液體有飛濺或洩

漏之虞時，**應即更換**。

(9) 輸送腐蝕性物質管線，應**標**示該物質之**名稱、輸送方向及閥之開閉狀態**。

17. 雇主使用壓縮氣體為輸送腐蝕性液體之動力，從事輸送作業時，**應使用空氣為壓縮氣體**。

18. 勞工進入壓力輸送設備內部，不致發生缺氧、窒息等危險時，**得使用二氧化碳或氮**。

19. 氧化性物質，不得使其接觸促進其分解之物質，**不得予以加熱、摩擦或撞擊**。

20. 雇主對於常溫下具有自燃性之四氫化矽（矽甲烷）之處理，除依高壓氣體相關法規規定外，應依下列規定辦理：

(1) 氣體設備應具有氣密之構造及防止氣體洩漏之必要設施，並**設置氣體洩漏檢知警報系統**。

(2) 氣體容器之閥門應具有**限制最大流率之流率限制孔**。

(3) 氣體應儲存於室外安全處所，如必須於室內儲存者，應置於有效通風換氣之處所，使用時應**置於氣瓶櫃內**。

(4) 未使用之氣體容器與供氣中之容器，應**分隔放置**。

(5) 提供必要之**個人防護具**，並使勞工確實使用。

(6) **避免使勞工單獨操作**。

(7) 設置火災時，提供冷卻用途之灑水設備。

(8) 保持逃生路線暢通。

21. 雇主對於從事灌注、卸收或儲藏危險物於化學設備、槽車或槽體等作業，應依下列規定辦理：

(1) 使用軟管從事易燃液體或可燃性氣體之灌注或卸收時，應事先確定軟管結合部分已**確實連接牢固**始得作業。作業結束後，應確認管線內已無引起危害之殘留物後，管線始得拆離。

(2) 從事煤油或輕油灌注於化學設備、槽車或槽體等時,如其內部有汽油殘存者,應於事前採取確實清洗、以惰性氣體置換油氣或其他適當措施,確認安全狀態無虞後,始得作業。

(3) 從事環氧乙烷、乙醛或 1.2. 環氧丙烷灌注時,應確實將化學設備、槽車或槽體內之氣體,**以氮、二氧化碳或氦、氬等惰性氣體置換之**。

(4) 使用槽車從事灌注或卸收作業前,槽車之引擎應熄火,**且設置適當之輪檔**,以防止作業時車輛移動。作業結束後,並確認不致因引擎啟動而發生危害後,始得發動。

22. 禁止以汽油為燃料之內燃機等機械在發動中加油。

23. 雇主對於染有油污之破布、紙屑等應**蓋藏於不燃性之容器內**,或採用其他適當處置。

24. 雇主對於乙炔發生器應設置**防止逆流或回火之安全裝置**。

25. 雇主為避免漏電而發生感電危害,應依下列狀況,於各該電動機具設備之連接電路上設置適合其規格,具有**高敏感度、高速型,能確實動作**之防止感電用**漏電斷路器**。

26. 雇主供給勞工使用之個人防護具或防護器具,應依下列規定辦理:

(1) 保持清潔,並予必要之消毒。

(2) 經常檢查,保持其性能,不用時並妥予保存。

(3) 防護具或防護器具應準備足夠使用之數量,個人使用之防護具應置備與作業勞工人數相同或以上之數量,**並以個人專用為原則**。

(4) 對勞工有感染疾病之虞時,應置備個人專用防護器具,或作預防感染疾病之措施。

27. 雇主對於勞工有暴露於高溫、低溫、非游離輻射線、生物病原體、有害氣體、蒸氣、粉塵或其他有害物之虞者,應置備安全衛生防護具,如 **(1) 安全面罩 (2) 防塵口罩 (3) 防毒面具 (4) 防護眼鏡 (5) 防護衣**等適

當之防護具，並使勞工確實使用。

28. 雇主使勞工使用輸氣管面罩呼吸防護具時，應確保其供氣及性能維持正常運作，**並避免使用純氧供氣**。

29. 雇主對於勞工在作業中使用之物質，有因接觸而傷害皮膚、感染、或經由皮膚滲透吸收而發生中毒等之虞時，應置備 **(1) 不浸透性防護衣 (2) 防護手套 (3) 防護靴 (4) 防護鞋**等適當防護具，或提供必要之 **(5) 塗敷用防護膏**，並使勞工使用。

30. 為避免發生污染物品洩漏或遭尖銳物品穿刺，前項生物病原體或受其污染物品，應使用 **(1) 防止洩漏 (2) 不易穿透材質**之容器盛裝儲存，且其盛裝材料應有足夠強度。

31. 雇主對於處理有害物、或勞工暴露於強烈噪音、振動、超音波及紅外線、紫外線、微波、雷射、射頻波等非游離輻射或因生物病原體污染等之有害作業場所，應 **(1) 去除該危害因素 (2) 採取使用代替物 (3) 改善作業方法 (4) 工程控制**等有效之設施。

32. 雇主於室內作業場所設置有發散大量熱源之熔融爐、爐灶時，應設置局部排氣或整體換氣裝置，將 **(1) 熱空氣直接排出室外 (2) 採取隔離 (3) 屏障**或其他防止勞工熱危害之適當措施。

【常考數字】

1.伏特電壓與對應資格人員表：

名稱	電壓	人員資格
特高壓	超過 22,800 伏特	高級電器技術人員
高壓	超過 600 伏特，22,800 伏特以下	中級電器技術人員
低壓	600 伏特以下	初級電器技術人員

2.各類型梯子規定彙整表

名稱	內容
工作台階梯	(1) 原動機與鍋爐房中，或通往工作台之工作用階梯，其寬度不得小於 56 公分 (2) 斜度不得大於 60 度 (3) 梯級面深度不得小於 15 公分 (4) 應有適當之扶手。
固定梯	(1) 具有堅固之構造 (2) 應等間隔設置踏條 (3) **踏條與牆壁間應保持 16.5 公分以上之淨距** (4) 應有防止梯移位之措施 (5) 不得有妨礙工作人員通行之障礙物。(6) 平台用漏空格條者，縫間隙不得超過 3 公分；超過時，應裝置鐵絲網防護 (7) **頂端應突出板面 60 公分以上** (8) **梯長連續超過 6 公尺時，應每隔 9 公尺以下設一平台**，距梯底 2 公尺以上部分，設置護籠或其他保護裝置。但符合下列規定之一者，不在此限：（a）未設置護籠或其它保護裝置，已於每隔 6 公尺以下設一平台者（b）塔、槽、煙囪及其他高位建築之固定梯已設置符合之安全帶、安全索、磨擦制動裝置、滑動附屬裝置及其他安全裝置，以防止勞工墜落者 (9) 前款平台應有足夠長度及寬度，並應圍以適當之欄柵 (10) 前項第 7 款至第 8 款規定，不適用於沉箱內之固定梯。
移動梯	(1) 具有堅固之構造 (2) 其材質不得有顯著之損傷、腐蝕等現象 (3) **寬度應在 30 公分以上** (4) 應採取防止滑溜或其他防止轉動之必要措施。
合梯	(1) 具有堅固之構造 (2) 其材質不得有顯著之損傷、腐蝕等 (3) **梯腳與地面之角度應在 75 度以內**，兩梯腳間有金屬等硬質繫材扣牢，腳部有防滑絕緣腳座套 (4) 有安全之防滑梯面 (5) 雇主不得使勞工以合梯當作 2 工作面之上下設備使用，禁止勞工站立於頂板作業。

3. 雇主對於建築物之工作室，其樓地板至天花板淨高應在 2.1 公尺以上。

4. 雇主對於室內工作場所，應依下列規定設置足夠勞工使用之通道：

   (1) 主要人行道**不得小於 1 公尺** (2) 機械間或其他設備間通道**不得小於 80 公分** (3) 自路面起算 **2 公尺高度之範圍內**，不得有障礙物 (4) 主要人行道及有關安全門、安全梯應有明顯標示。

5. 有墜落之虞之場所，應置備高度 75 公分以上之堅固扶手。

6. 通道路用漏空格條製成者，其縫間隙不得超過 3 公分，超過時，應裝置鐵絲網防護。

7. **40 公斤以上**物品，以人力車輛或工具搬運為原則，**500 公斤以上**物品，以機動車輛或其他機械搬運為宜；運輸路線，應妥善規劃，並作標示。

8. 雇主對於高煙囪及高度在 **3 公尺以上**並作為危險物品倉庫使用之建築物，均應裝設適當避雷裝置

9. 蒸氣或氣體之濃度達爆炸**下限值之 30% 以上**時，應即刻使勞工退避至安全場所，並停止使用煙火及其他為點火源之虞之機具，並應加強通風。

10. 雇主對於使用乙炔熔接裝置或氧乙炔熔接裝置，應規定其產生之乙炔壓力不得超過表壓力每平方公分 **1.3 公斤以上**。

11. 雇主對於高度在 **2 公尺以上**之工作場所邊緣及開口部分，勞工有遭受墜落危險之虞者，應設有適當強度之護欄、護蓋等防護設備。

12. 雇主對勞工於高差超過 **1.5 公尺以上**之場所作業時，應設置能使勞工安全上下之設備。

13. 雇主對於自高度在 **3 公尺以上**之場所投下物體有危害勞工之虞時，應設置適當之滑槽、承受設備，並指派監視人員。

14. 漏電斷路器使用對地電壓在 **150 伏特以上**移動式或攜帶式電動機具。

15. 手提式照明燈，其使用電壓**不得超過 24 伏特**，且導線須為耐磨損及有良好絕緣，並不得有接頭。

16. 雇主使勞工使用呼吸防護具時，應指派專人採取下列呼吸防護措施，作成執行紀錄，並留存 3 年：

    (1) 危害辨識及暴露評估。

    (2) 防護具之選擇。

    (3) 防護具之使用。

    (4) 防護具之維護及管理。

    (5) 呼吸防護教育訓練。

    (6) 成效評估及改善。

    (7) 事業單位勞工人數達 **200 人以上**者，雇主應依中央主管機關公告之相關指引，訂定呼吸防護計畫，並據以執行；未滿者得以執行紀錄或文件代替。

17. 刺激物、腐蝕性物質或毒性物質污染之工作場所，**每 15 人**應設置一個冷熱水沖淋設備。

18. 刺激物、腐蝕性物質或毒性物質污染之工作場所，**每 5 人**應設置一個冷熱水鹽洗設備。

19. 噪音之工作場所，應法規定辦理之項：

    (1) 勞工工作場所因機械設備所發生之聲音**超過 90 分貝**時，雇主應採取工程控制、減少勞工噪音暴露時間。

    (2) 勞工噪音暴露工作日 **8 小時**日時量平均不超過規定值或相當之劑量值。

    (3) 任何時間不得暴露於峰值**超過 140 分貝**之衝擊性噪音。

    (4) **115 分貝**之連續性噪音。

    (5) 對於勞工 8 小時日時量平均音壓級**超過 85 分貝**或暴露劑量**超過 50%**時，雇主應使勞工戴用有效之耳塞、耳罩等防音防護具。

    (6) 事業單位勞工人數達 **100 人以上**者，雇主應訂定聽力保護計畫據以執行；未滿者得以執行紀錄或文件代替。

(7) 作成執行紀錄並**留存 3 年**。

20. 測定勞工 8 小時日時量平均音壓級時，應將 **80 分貝以上之噪音以增加 5 分貝降低容許暴露時間一半**之方式納入計算，如下表：

工作日容許暴露時間（小時）	A 權噪音音壓級（dBA）
8	90
6	92
4	95
3	97
2	100
1	105
1/2	110
1/4	115

21. 常見作業場所規定照度彙整表：

照度表		照明種類
一、機械及鍋爐房、升降機、裝箱、精細物件儲藏室、更衣室、盥洗室、廁所等。 二、須粗辨物體如半完成之鋼鐵產品、配件組合、磨粉、粗紡棉布極其他初步整理之工業製造。	100 米燭光以上	一、全面照明 二、局部照明
一、須精辨物體如細車床、較詳細檢查及精密試驗、分別等級、織布、淺色毛織等。 二、一般辦公場所	300 米燭光以上	一、局部照明 二、全面照明
須極精辨物體而對襯不良，如極精細儀器組合、檢查、試驗、鐘錶珠寶之鑲製、菸葉分級、印刷品校對、深色織品、縫製等。	1000 米燭光以上	局部照明

22. 人工濕潤工作場所濕球溫度**超過攝氏 27 度**，或濕球與乾球溫度相差攝氏 1.4 度以下時，應立即停止人工濕潤。

23. 雇主對於勞工經常作業之室內作業場所，除設備及自地面算起高度超過 4 公尺以上之空間不計外，**每一勞工原則上應有 10 立方公尺以上**之空間。

24. 雇主對於勞工經常作業之室內作業場所，其窗戶及其他開口部分等可直接與大氣相通之開口部分面積，應為地板面積之 **1/20 以上**。

【參考題庫】

（　①　）1.

　　　　職業安全衛生設施規則所稱高壓電，下列敘述何者正確？
　　　　① 600 伏特以上未滿 22800 伏特之交流電② 220 伏特以上未
　　　　滿 11400 伏特之交流電③ 380 伏特以上未滿 22800 伏特之交
　　　　流電④ 440 伏特以上未滿 34500 伏特之交流電。

　　　　解　職業安全衛生設施規則第 3 條：
　　　　　　說明如 1-6 職業安全衛生設施規則，常考數字 1. 伏特電
　　　　　　壓與對應資格人員表。

（　②　）2.

　　　　依職業安全衛生設施規則規定，金屬鈉屬於下列何者？①爆
　　　　炸性物質②著火性物質③易燃液體④氧化性物質。

　　　　解　說明如 1-6 職業安全衛生設施規則，基本知識 1. 危險物
　　　　　　質彙整表。

（　②　）3.

　　　　依職業安全衛生設施規則規定，易燃液體係指閃火點未滿攝
　　　　氏多少度之物質？① 55 ② 65 ③ 75 ④ 85　　度。

　　　　解　說明如 1-6 職業安全衛生設施規則，基本知識 1. 危險物
　　　　　　質彙整表。

（　④　）4.

　　　　依職業安全衛生設施規則規定，乙烷屬於下列何者？①爆炸
　　　　性物質②著火性物質③易燃液體④可燃性氣體。

　　　　解　說明如 1-6 職業安全衛生設施規則，基本知識 1. 危險物
　　　　　　質彙整表。

(②) 5.

依職業安全衛生設施規則規定，建築物工作室之樓地板至天
花板淨高應在多少公尺以上？① 2 ② 2.1 ③ 2.8 ④ 3　公尺。

解 職業安全衛生設施規則第 25 條：

雇主對於建築物之工作室，其樓地板至天花板淨高應在
2.1 公尺以上。

(②) 6.

依職業安全衛生設施規則規定，室內工作場所之通道，自路
面起算多少公尺高度範圍內不得有障礙物？① 1.8 ② 2 ③ 2.1
④ 3　公尺。

解 職業安全衛生設施規則第 31 條第 3 款：

雇主對於室內工作場所，應依下列規定設置足夠勞工使
用之通道：

一、應有適應其用途之寬度，其主要人行道不得小於 1
公尺。

二、各機械間或其他設備間通道不得小於 80 公分。

三、自路面起算 **2 公尺高度之範圍內，不得有障礙物。**
但因工作之必要，經採防護措施者，不在此限。

四、主要人行道及有關安全門、安全梯應有明顯標示。

(③) 7.

依職業安全衛生設施規則規定，機械間或其他設備間之通道
不得小於多少公分？① 60 ② 75 ③ 80 ④ 90　公分。

解 說明如 1-6 職業安全衛生設施規則，參考題第 6 題。

(①) 8.

依職業安全衛生設施規則規定，雇主對室內工作場所通道之
設置，下列何者正確？①主要人行道寬度不得小於 1 公尺②

各機械間或其他設備通道寬度不得小於 60 公分③自路面算起 3 公尺範圍內不得有障礙物④主要人行道應設置緊急呼救設備。

> **解**　說明如 1-6 職業安全衛生設施規則，參考題第 6 題。

(①) 9.

依職業安全衛生設施規則規定，有墜落之虞之場所，應設置至少高度幾公分以上之堅固扶手？① 75 ② 80 ③ 85 ④ 90 公分。

> **解**　說明如 1-6 職業安全衛生設施規則第 36 條第 4 款：
>
> 有墜落之虞之場所，應置備高度 **75 公分以上之堅固扶手**。

(④) 10.

職業安全衛生設施規則規定，固定梯之上端應比所靠之物突出多少公分以上？① 30 ② 40 ③ 50 ④ 60　公分。

> **解**　職業安全衛生設施規則第 37 條：
>
> 說明如 1-6 職業安全衛生設施規則，常考數字 2. 類型梯子規定彙整表。

(④) 11.

依職業安全衛生設施規則規定，設置之固定梯子長超過 6 公尺時，應每隔多少公尺以下設一平台？① 6 ② 7 ③ 8 ④ 9 公尺。

> **解**　職業安全衛生設施規則第 37 條：
>
> 說明如 1-6 職業安全衛生設施規則，常考數字 2. 類型梯子規定彙整表。

(②) 13.

依職業安全衛生設施規則規定，為防止墜落災害，有關固定

梯子應注意事項，下列何者正確？①踏條與牆壁間之淨距不得超過 15 公分②梯子之頂端應突出板面 60 公分以上③梯長連續超過 6 公尺時，應每隔 12 公尺以下設一平台④未設護籠或其他保護裝置，應每隔 9 公尺以下設一平台。

解 說明如 1-6 職業安全衛生設施規則，常考數字 2. 類型梯子規定彙整表。

(④) 14.

依職業安全衛生設施規則規定，移動梯之寬度應在多少公分以上？① 15 ② 20 ③ 25 ④ 30　公分。

解 說明如 1-6 職業安全衛生設施規則，常考數字 2. 類型梯子規定彙整表。

(②) 15.

具有捲入危害之滾軋機，應設置何種操作者於災害發生時，可以自己操控的裝置？①掃除物件裝置②緊急制動裝置③急救裝置④兩手觸控裝置。

解 職業安全衛生設施規則第 48 條：
雇主對於具有顯著危險之原動機或動力傳動裝置，應於適當位置設置**緊急制動裝置**，立即遮斷動力並與刹車系統連動，於緊急時能立即停止原動機或動力傳動裝置之轉動。

(①) 16.

依職業安全衛生設施規則規定，多少公斤以上之物品宜以人力車輛或工具搬運爲原則？① 40 ② 45 ③ 50 ④ 55　公斤。

解 職業安全衛生設施規則第 155 條：
雇主對於物料之搬運，應儘量利用機械以代替人力，**凡 40 公斤以上物品**，以人力車輛或工具搬運爲原則，500

公斤以上物品，以機動車輛或其他機械搬運爲宜；運輸
路線，應妥善規劃，並作標示。

（　④　）17.

依職業安全衛生設施規則規定，對於多少公斤以上之物品以
機動車輛或其他機械搬運爲宜？① 200 ② 300 ③ 400 ④ 500
公斤。

解　說明如 1-6 職業安全衛生設施規則，參考題第 16 題。

（　②　）18.

依職業安全衛生設施規則規定，對於從事熔接、熔斷、金屬
之加熱及其他使用明火之作業或有發生火花之虞之作業時，
不得以下列何種氣體作爲通風換氣之用？①氮氣②氧氣③一
氧化碳④二氧化碳。

解　職業安全衛生設施規則第 174 條：
雇主對於從事熔接、熔斷、金屬之加熱及其他須使用明
火之作業或有發生火花之虞之作業時，**不得以氧氣供爲
通風或換氣之用**。

（　①　）19.

灌注、卸收危險物於槽車、儲槽、容器等之設備有因靜電引
起爆炸或火災之虞者，應採取之措施，下列何者錯誤？①漏
電斷路器②接地③加濕④使用除電劑。

解　漏電斷路器爲電動機具設備連接之電路上之防止感電之
裝置。

（　④　）20.

以動力從事輸送腐蝕性物質管線，下列何者無須標示？①物
質名稱②輸送方向③閥之開閉狀態④操作人員名字。

解　職業安全衛生設施規則第 178 條第 9 款：

輸送腐蝕性物質管線，應標示該物質之名稱、輸送方向及閥之開閉狀態。

(④) 21.

使用壓縮氣體爲輸送腐蝕性液體之動力，從事輸送作業時，應使用何種氣體？①氫②天然氣③氧氣④空氣。

解 職業安全衛生設施規則第 179 條：

雇主使用壓縮氣體爲輸送腐蝕性液體之動力，從事輸送作業時，**應使用空氣爲壓縮氣體**。

(②) 22.

下列何者危險物物質，爲防止爆炸火災，不得使其接觸促進其分解之物質，並不得予以加熱、摩擦或撞擊？①爆炸性②氧化性③易燃液體④著火性。

解 職業安全衛生設施規則第 184 條第 3 款：

氧化性物質，不得使其接觸促進其分解之物質，並不得予以加熱、摩擦或撞擊。

(③) 23.

依職業安全衛生設施規則規定，有關氣體熔接作業使用可燃性氣體或氧氣之容器，下列何者爲非？①保持容器之溫度於攝氏 40 度以下②應留置專用板手於容器開關上③搬運容器可在地面滾動④應清楚分開使用中與非使用中容器。

解 職業安全衛生設施規則第 190 條第 3 款：

容器應直立穩妥放置，防止傾倒危險，並不得撞擊。

(③) 24.

依職業安全衛生設施規則規定，可燃性氣體及氧氣之容器，應保持容器之溫度在攝氏幾度以下？① 36 ② 38 ③ 40 ④ 45 度。

解　職業安全衛生設施規則第 190 條第 2 款：

保持容器之**溫度於攝氏 40 度以下**。

（　③　）25.

依職業安全衛生設施規則規定，雇主對於染有油污之破布、紙屑等應蓋藏於下列何者之內，或採用其他適當處置？①塑膠容器②橡膠容器③不銹鋼容器④大型紙箱。

解　職業安全衛生設施規則第 193 條：

雇主對於染有油污之破布、紙屑等應蓋藏於**不燃性之容器內**，或採用其他適當處置。

（　④　）26.

依職業安全衛生設施規則規定，合梯梯腳與地面之角度應在多少度以內？① 30 ② 45 ③ 60 ④ 75　度。

解　職業安全衛生設施規則第 230 條：

說明如 1-6 職業安全衛生設施規則，常考數字 2. 類型梯子規定彙整表。

（　②　）27.

依職業安全衛生設施規則規定，自高度在幾公尺以上之場所，投下物體有危害勞工之虞時，應設置適當之滑槽及承受設備？① 2 ② 3 ③ 4 ④ 5　公尺。

解　職業安全衛生設施規則第 237 條：

雇主對於自高度在 **3 公尺以上**之場所投下物體有危害勞工之虞時，應設置適當之滑槽、承受設備，並指派監視人員。

（　③　）28.

依職業安全衛生設施規則規定，良導體機械設備內之檢修工作所用之手提式照明燈具，其使用之電壓不得超過多少伏特

① 12 ② 18 ③ 24 ④ 60　伏特。

解 職業安全衛生設施規則第 249 條：

雇主對於良導體機器設備內之檢修工作所用之手提式照明燈，其使用電壓**不得超過 24 伏特**，且導線須為耐磨損及有良好絕緣，並不得有接頭。

（　②　）29.

雇主供給勞工使用之個人防護具或防護器具，下列何者有誤？①經常檢查保持性能②共用資源節省經費③有感染之虞時，應置個人專用原則④保持清潔必要時定期消毒。

解 共用恐會互相傳染疾病。

（　②　）30.

依職業安全衛生設施規則規定，雇主使勞工從事與動、植物接觸作業，有造成勞工傷害或下列何種情形者，應採取危害預防或隔離設施、提供適當之防衛裝備或個人防護器具？①過敏②感染③中毒④心理恐懼。

解 職業安全衛生設施規則第 277 條第 4 款：

對勞工有感染疾病之虞時，應置備個人專用防護器具，**或作預防感染疾病之措施**。

（　②　）31.

工作場所內發散有害氣體、蒸氣、粉塵時，應視其性質，採取密閉設備、局部排氣裝置、整體換氣裝置等適當措施，使其空氣中有害氣體濃度不超過下列何者濃度？①飽和濃度②容許濃度③有效濃度④過飽和濃度。

解 職業安全衛生設施規則第 292 條：

雇主對於有害氣體、蒸氣、粉塵等作業場所，應依下列規定辦理：

一、工作場所內發散有害氣體、蒸氣、粉塵時，應視其
　　性質，採取密閉設備、局部排氣裝置、整體換氣裝
　　置或以其他方法導入新鮮空氣等適當措施，使其不
　　超過勞工作業場所**容許暴露標準**之規定。勞工有發
　　生中毒之虞者，應停止作業並採取緊急措施。

二、勞工暴露於有害氣體、蒸氣、粉塵等之作業時，其
　　空氣中濃度超過 8 小時日時量平均**容許濃度**、短時
　　間時量平均容許濃度或最高容許濃度者，應改善其
　　作業方法、縮短工作時間或採取其他保護措施。

三、有害物工作場所，應依有機溶劑、鉛、四烷基鉛、
　　粉塵及特定化學物質等有害物危害預防法規之規
　　定，設置通風設備，並使其有效運轉。

（　③　）32.

勞工在坑內、深井、沉箱、儲槽、隧道、船艙或其他自然換
氣不充分之場所工作，不得使用下列何者機械以免排出之廢
氣危害勞工？①人力機械②電氣機械③具有內燃機之機械④
電動機械。

解　職業安全衛生設施規則第 295 條：
　　前項工作場所，**不得使用具有內燃機之機械**，以免排出
　　之廢氣危害勞工。

（　③　）34.

依職業安全衛生設施規則規定，勞工暴露之噪音音壓級增加
多少分貝時，其工作日容許暴露時間減半？① 2 ② 3 ③ 5 ④ 7
分貝。

解　職業安全衛生設施規則第 300 條：
　　測定勞工 8 小時日時量平均音壓級時，應將 80 分貝以上

之噪音以**增加 5 分貝降低容許暴露時間一半之方式納入計算**。

(④) 35.

依職業安全衛生設施規則規定，勞工暴露衝擊性噪音峰值不得超過多少分貝？① 85 ② 90 ③ 115 ④ 140　分貝。

解 職業安全衛生設施規則第 300 條：

說明如 1-6 職業安全衛生設施規則，常考數字 19. 噪音之工作場所，應法規定辦理之項。

(③) 36.

依職業安全衛生設施規則規定，噪音超過多少分貝之工作場所，應標示並公告噪音危害之預防事項，使勞工周知？① 80 ② 85 ③ 90 ④ 95　分貝。

解 職業安全衛生設施規則第 300 條：

說明如 1-6 職業安全衛生設施規則，常考數字 19. 噪音之工作場所，應法規定辦理之項。

(②) 37.

依職業安全衛生設施規則規定，雇主對於勞工經常作業之室內作業場所，採自然換氣時，其窗戶及其他開口部分等可直接與大氣相通之開口部分面積，應為地板面積之多少以上① 1/10 ② 1/20 ③ 1/30 ④ 1/40。

解 職業安全衛生設施規則第 311 條：

雇主對於勞工經常作業之室內作業場所，其窗戶及其他開口部分等可直接與大氣相通之開口部分面積，應為地板面積之 **1/20 以上**。但設置具有充分換氣能力之機械通風設備者，不在此限。

（　①　）38.

依職業安全衛生設施規則規定，可採人工照明之作業場所，何者應採用局部照明？①精密儀器組合②一般辦公場所③鍋爐房④精細物件儲藏室。

> **解** 職業安全衛生設施規則第 313 條：
>
> 說明如 1-6 職業安全衛生設施規則，常考數字 21. 常見作業場所規定照度彙整表。

（　④　）39.

依職業安全衛生設施規則規定，有關一般辦公場所之人工照明，應至少達多少米燭光？① 50 ② 100 ③ 200 ④ 300。

> **解** 說明如 1-6 職業安全衛生設施規則，常考數字 21. 常見作業場所規定照度彙整表。

（　③　）40.

有關使用合梯作業，下列敘述何者錯誤？①有安全防滑梯面②合梯材質不可有顯著損傷③梯腳與地面夾角應在 80 度，且兩梯腳間無需繫材扣牢④兩梯腳間有金屬等硬質繫材扣牢。

> **解** **梯腳與地面之角度應在 75 度以內**，且兩梯腳間有金屬等硬質繫材扣牢，腳部有防滑絕緣腳座套。

（　④　）41.

雇主對於使用之移動梯，應符合那些規定？①具有堅固之構造②其材質不得有顯著之損傷、腐蝕等現象③寬度應在 30 公分以上且應採取防止滑溜或其他防止轉動之必要措施④以上皆是。

> **解** 職業安全衛生設施規則第 229 條：
>
> 一、具有堅固之構造
>
> 二、其材質不得有顯著之損傷、腐蝕等現象。

三、寬度應在 30 公分以上。

四、應採取防止滑溜或其他防止轉動之必要措施。

五、護欄前方 2 公尺內之樓板、地板，嚴禁堆放任何物
料、設備，消防滅火設施亦同

（　④　）42.

護欄前方幾公尺內之樓板、地板，嚴禁堆放任何物料、設
備？① 0.5 ② 1 ③ 1.5 ④ 2。

解 護欄前方 2 公尺內之樓板、地板，嚴禁堆放任何物料、
設備，消防滅火設施亦同

第二章 有害作業主管管理實務精華彙整

2-1 有害作業中毒與特性之預防介紹

【名詞解釋】

1. GHS：化學品分類及標示全球調和制度，為國際上通用且容易理解的危害通識系統，主要涵蓋三大危害如**物理性**、**健康性**、**環境性**等。提供調和性之危害通識要項之規定要素為**標示及安全資料表**。

2. 危害性化學品：符合國家標準 CNS15030 分類之危險物及有害物。

   註：【危險物具有物理性危害者；有害物具有健康性危害者】。

3. 半致死劑量 **LD50**：係指給予試驗動物組群一定劑量（mg/kg）的化學物質，觀察 14 天，能使試驗動物組群半數（**50%**）死亡的劑量。

4. 半致死濃度 **LC50**：係指在固定濃度下，暴露一定時間（通常 1-4 小時），觀察 14 天，能使試驗動物組群半數（**50%**）死亡的濃度。

5. IDLH（立即危害生命或健康濃度值）：指人員暴露於毒性氣體環境 30 分鐘，尚有能力逃生，且不致產生不良症狀或不可恢復性之健康影響，最大之容許濃度。

6. 毒性：指化學物質本身對人體健康造成傷害之傷害，與物質本身特性有關。

7. 危害：指考慮某物質對人體造成健康危害之機率與程度，毒性強之物質仍可透過防範措施降低對人體傷害之機率與程度，此時雖然毒性大，但並不一定造成危害。

8. 暴露評估：指以定性、定量或半定量之方法，評量或估算勞工暴露於此化學品之健康危害情形。

9. 運作：指對於化學品之製造、輸入、供應或供工作者處置、使用之行為。

10. 運作者：指從事前款行為之製造者、輸入者、供應者或雇主。

11. 處置：指對於化學品之處理、置放或貯存之行為。

12. 最大運作總量：指化學品於同一年度任一時間存在於運作場所之最大數量。

【基本知識】

1. 有害作業中毒之主要暴露途徑：

主要途徑	內容
呼吸途徑	90% 左右的有害作業中毒發生源為吸入性危害。有害物經由呼吸器官吸入人體後，人往往會產生麻醉作用。經氣管而達肺部，然後經血液或淋巴液傳送至其他器官，造成不同程度之中毒現象。因人體肺泡面積為體表面積數 40 倍以上，且血液循環擴散速率甚快，常會對呼吸道、神經系統、肺、腎、血液及造血系統產生重大毒害，故經由呼吸器官引起之中毒現象，最受人重視、亦為最主要原因。
皮膚途徑	皮膚最常發生的立即性危害，有害物接觸皮膚時會溶解皮膚油脂而滲入組織，干擾生理機能、脫水；且因皮膚乾裂而感染污物及細菌。表皮膚角質溶解引起表皮角質化，刺激表皮引起紅腫及氣泡部份。溶劑滲入人體內破壞血球及骨髓等。
食入途徑	在污染有害物場所進食、抽煙或手指沾口等，其引起之危害，首先受害為口腔，進入食道及胃腸，引起噁心、嘔吐現象，然後再由消化系統，危害到其他器官。作業場所可能因容器標示不良而不慎食入之事件則偶而發生，故盛裝化學物質之容器應確實標示，【**禁止使用食用容器盛裝化學品**】避免人員誤食。
眼睛途徑	氣體蒸氣會刺激眼睛黏膜而使人流淚，與眼睛接觸有害物時，除會直接遭受有害物之刺激或腐蝕性傷害外，也可能將有害透過眼部之微血管吸收入人體。

2. 有害作業中毒之主要影響因素：

一、勞工接觸有害物之暴露量及濃度的高低。

二、勞工接觸有害物時間的長短。

三、勞工使用有害物質之本身毒性。

四、勞工個人的體質與代謝作用。

五、勞工的作業環境與有無使用防護具。

六、勞工的作業區域是否有工程控制上之管理。

3. 有害作業主要之毒性物質危害分類：

物質分類	物質內容
窒息性物質	單純性窒息物質：氮氣、甲烷、丙烷、丁烷、氦。 化學性窒息物質：CO、硫化氫。
刺激性物質	硫氧化物、氮氧化物、氨氣、氯氣。
麻醉性物質	大部分之有機氫碳化合物均屬麻醉性物質，如乙醚、異丙基醚等為常見麻醉性物質。
致過敏性物質	會對呼吸道產生刺激、使粘膜腫脹、鼻分泌物增加、打噴嚏、呼吸困難、氣喘、降低肺活量等，如異氰酸鹽類及花粉、香料、皮革纖維、煙草等之粉塵暨棉花、大麻、黃麻等之纖維。
神經毒性物質	重金屬、四烷基鉛、農藥等，可能造成各類神經症狀
塵肺症物質	吸入石綿（如蛇紋石）及含游離二氧化矽粉塵石綿（如矽砂）之粉塵極易造成肺部結節及纖維化。
厭惡性粉塵物質	經長期經驗認為對肺功能障害和他種器官明顯病變及毒性反應極少。但如作業場所內厭惡性粉塵濃度太高時，對視界有顯著之妨礙，粉塵落入眼、耳、鼻腔道時感覺到不愉快或因化學性、機械性作用或清洗附著時對皮膚或粘膜產生傷害。
致發熱物質	吸入銅、鋅等金屬之高溫氧化物燻煙可能導致發燒之症狀，暴露數日後則可能產生抗體而恢復，停止暴露又再次暴露時可能又有相同之症狀稱之。
系統性毒性物質	吸入或吸收鉛、錳或放射性物質之噴佈物、粉塵、燻煙等會產生毒性病理作用，造成身體不同部位的癌症。
致癌物質	1. 直接致癌物：一些金屬及其鹽、放射性物質等。 2. 間接致癌物：含一個或多個硝基取代的芳香族化合物、菸鹼、檳榔鹼、石綿等。 3. 促進致癌物：有機氯殺蟲劑、多氯聯苯等。

4. 有害物中毒常考之工作性質或場所而受危害一覽表：

作業內容	職業病危害
從事冷卻水塔維修、漩渦水療等有感染該疾病之虞的工作場所。	龐帝亞克熱（退伍軍人菌）
醫療保健服務業工作人員因針扎、噴濺等，或其他因工作暴露人體血液、體液導致感染之後所致。	病毒性肝炎
蚊蟲聚集的草叢水渠等地『例行、經常性、規律地』工作之人員。	登革熱（瘧疾）
從事經常接觸喵齒類動物之工作等有感染該疾病之工作場所。	漢他病毒出血熱
接觸到沾染後天免疫系統缺乏症候群患者血液或體液（精液、陰道分泌物、母乳）接觸黏膜或皮膚傷口而傳染。	後天免疫缺乏症候群（AIDS）

5. 常考之職業病與致病原一覽表：

職業病名	致病來源
骨軟化如痛痛病	鎘
氣喘	真菌、TDI、二異氰酸甲苯
肝癌	聚氯乙烯（PVC）
間皮癌（瘤）、肺癌	石綿
鼻中膈穿孔	鉻
龐帝亞克熱	退伍軍人菌
陰囊癌、皮膚癌	煤焦油
白血病（血癌）	苯
骨內瘤	鐳鹽
失明	甲醇
中樞神經中毒	四烷基鉛
白指病	局部振動

職業病名	致病來源
貧血、鉛腦症	鉛
肝癌	氯乙烯
塵肺症	石英砂
肺癌	煉焦
膀胱癌	二氯聯苯胺
巴金森氏症	錳
氯座瘡	多氯聯苯
畸形胎及神經症狀	汞
畸形胎及神經症狀如水俣病	乙基汞化物
烏腳病、膀胱癌、血癌	砷
肺部纖維化、塵肺症	游離二氧化矽

6. 工作場所常見四大危害彙整表：

物理性危害	化學性危害	人因性危害	生物性危害
1. 機械性：切傷、割傷、夾傷、捲傷、壓傷、撞傷。 2. 能量性：墜落、跌倒、游離與非游離輻射、震動、燙傷、凍傷、異常氣力、感電。 3. 生理性：窒息、通風、照明、噪音。	1. 化學形式：煙霧、蒸氣、氣體、燻煙、粉塵、液體、黏液。 2. 化學傷害：火災、爆炸、中毒、缺氧、累積性疾病、皮膚腐蝕、肺部灼傷。	1. 人為錯誤、認知錯誤、注意力不足、身體疲勞、生理因素、記憶極限、認知不足。 2. 搬舉（肌肉拉傷） 3. 背部疼痛姿勢不良） 4. 關節炎（重覆性動作） 5. 精密作業（過度疲勞）	1. 來源：昆蟲、黴菌、菌類、細菌、病毒、原生蟲、動植物/動植物製品、樹木、花草、材料、木屑。 2. 途徑：針頭、空氣、唾液、食物、皮膚、血液。

【參考題庫】

(②) 1.

評量或估算勞工暴露於化學品之健康危害情形之暴露評估方法，下列何者有誤？①定性②半定性③定量④半定量。

解 危害性化學品評估及分級管理辦法第 2 條：

本辦法用詞，定義如下：

六、暴露評估：指以**定性、半定量或定量之方法**，評量或估算勞工暴露於化學品之健康危害情形。

七、分級管理：指依化學品健康危害及暴露評估結果評定風險等級，並分級採取對應之控制或管理措施。

(①) 2.

依化學品健康危害及暴露評估結果評定風險等級，並分級採取對應之控制或管理措施之方法，稱為？①分級管理②風險管理③量化管理④品質管理。

解 說明如 2-1 有害作業中毒與特性之預防介紹，參考題庫第 1 題，稱為分級管理。

(③) 3.

雇主使勞工製造、處置或使用之化學品，具有健康危害者，應至少幾年執行 1 次評估及分級管理？①1②2③3④4　年。

解 **雇主應至少每 3 年執行一次**，因化學品之種類、操作程序或製程條件變更，而有增加暴露風險之虞者，應於變更前或變更後 3 個月內，重新進行評估與分級。

(③) 4.

依化學品之種類、操作程序或製程條件變更，而有增加暴露風險之虞者，應於變更前或變更後幾個月內，重新進行評估

與分級？①1②2③3④4　個月。

解　說明如 2-1 有害作業中毒與特性之預防介紹，參考題庫第 3 題，**應於變更前或變更後 3 個月內**，重新進行評估與分級。

(　①　) 5.

事業單位從事特別危害健康作業之勞工人數在 100 人以上，暴露濃度低於容許暴露標準多少者，至少每 3 年評估 1 次？①1/2②1/3③1/4④1/5。

解　危害性化學品評估及分級管理辦法第 8 條：

中央主管機關對於第 4 條之化學品，定有容許暴露標準，而事業單位**從事特別危害健康作業之勞工人數在 100 人以上**，或總勞工人數 500 人以上者，雇主應依有科學根據之之採樣分析方法或運用定量推估模式，實施暴露評估。

雇主應就前項暴露評估結果，依下列規定，定期實施評估：

一、暴露濃度**低於容許暴露標準 2 分之 1 之者，至少每 3 年評估一次**。

二、暴露濃度低於容許暴露標準但高於或等於其 2 分之 1 者，至少每年評估 1 次。

三、暴露濃度高於或等於容許暴露標準者，至少每 3 個月評估 1 次。

(　③　) 6.

化學品之暴露評估結果，其暴露濃度高於或等於容許暴露標準者，係屬下列第幾級管理？①1②2③3④4　級。

解　危害性化學品評估及分級管理辦法第 10 條：

一、第一級管理：暴露濃度低於容許暴露標準 2 分之 1 者，除應持續維持原有之控制或管理措施外，製程或作業內容變更時，並採行適當之變更管理措施。

二、第二級管理：暴露濃度低於容許暴露標準但高於或等於其 2 分之 1 者，應就製程設備、作業程序或作業方法實施檢點，採取必要之改善措施。

三、**第三級管理：暴露濃度高於或等於容許暴露標準者**，應即採取有效控制措施，並於完成改善後重新評估，確保暴露濃度低於容許暴露標準。

（　③　）7.

製造者或輸入者年製造或輸入量達 1 噸以上之新化學物質申請核准登記，下列登記類型何者正確？①少量登記②簡易登記③標準登記④無須登記。

解　新化學物質登記管理辦法第 6 條附表 4：

年製造或輸入量與登記類型規定			
年製造或輸入量	登記類型	有效期間	備註
未達 100 公斤	少量登記	2 年	但少量登記之低關注聚合物之有效期間為 5 年
100 公斤以上未達 1 公噸	簡易登記	2 年	
1 公噸以上	**標準登記**	5 年	

（　②　）8.

化學性危害，下列何者影響最小？①有害物質進入人體的暴露途徑②環境溫濕度③毒性物質之劑量濃度④毒性物質之毒性。

解　化學性危害因子主要有：

一、有害物質進入人體的途徑。

二、劑量與時間效應之觀念。

三、有害物的型態與毒性。

(④) 9.

下列何者非屬影響有害物危害程度之主要因素？①暴露途徑②暴露劑量③暴露時間④衣著。

解 說明如 2-1 有害作業中毒與特性之預防介紹，參考題庫第 8 題，衣著非影響之因素。

(②) 10.

毒性物質進入人體的途徑，那個途徑影響人體健康最快最直接且中毒效應最高？①吸入②食入③皮膚接觸④手指觸摸。

解 吸入大多為累積性之毒性，皮膚與手指大多為外表的危害，因此**食入為影響人體最快且毒性反應作用最高**。

(①) 11.

有害物進入人體最常見的器官或途徑為下列何者？①呼吸②口入③皮膚④眼睛。

解 **有害物進入人體最常見的方式為吸入（最主要）**、其次是皮膚、食入、黏膜接觸等方式。

(①) 12.

勞工若經常使用手部來從事劇烈局部振動作業時，易造成下列何種職業病？①白指症②高血壓③中風④癱瘓。

解 初期症狀，手部易痠麻、疼痛、僵硬，接著就會罹患**一種因長期局部振動所引起的職業病**。此症名為白指症。中期時手指會間歇變白或發紺，動脈強烈收縮，血流因而停止，後期嚴重時會造成手指壞死。

(②) 13.

振動可能會引起下列何者？①烏腳病②白手病③腳氣病④白

髮症。

> **解** 說明如 2-1 有害作業中毒與特性之預防介紹，參考題庫
> 第 12 題，白指症或稱爲白手病。

(④) 14.

下列何種機具設備較不會產生局部振動源？①鏈鋸操作②破
碎機操作③氣動手工具操作④簡易型捲揚機操作。

> **解** 除了選項④簡易型捲揚機操作，其他選項皆需要手持震
> 動作業。

(②) 15.

鋅錠經加熱後，其蒸氣在空氣中氧化成下列何者型態？①粉
塵②燻煙③霧滴④纖維。

> **解** 由蒸氣狀態冷凝形成懸浮在大氣中的微細固體氣膠顆
> 粒。此類氣膠的產生多來自於**工業製程或燃燒過程**中，
> 由於熔化的**物質蒸發後冷凝所形成的燻煙**。

(①) 16.

機械方法造成懸浮於空氣中的固體微粒稱爲下列何者？①粉
塵②霧滴③煙霧④燻煙。

> **解** 以**物理性力量之機械方法**造成懸浮於空氣中的固體微粒
> 稱之爲粉塵。

(④) 17.

金屬燻煙屬下列何種物質？①高溶解度物質②厭惡性粉塵物
質③麻醉性物質④致發熱物質。

> **解** 致發熱物質：如鉛、銅、鋅等**金屬所造成的金屬燻煙熱**。

(②) 18.

懸浮於空氣中的微小液滴爲下列何者？①粉塵②霧滴③煙霧
④燻煙。

解 經由如噴霧等**機械方法所形成或由氣態凝結而成，於懸浮於空氣中的微小液滴**如硫酸霧滴、農藥霧滴等。

(③) 19.

受到 γ 射線照射後，人體主要受害的器官為①心臟②肺臟③脾臟④胃。

解 人體組織器官對輻射的敏感度不同，有些器官較易受傷害，如**淋巴組織、生殖腺、骨髓、脾臟**等器官是屬於高敏感度器官。

(③) 20.

何種輻射線的穿透力最強？① α 粒子② β 粒子③ γ 射線④穿透力一樣。

解 α 粒子如氦原子核可被紙所阻擋，β 粒子如電子可被鋁箔紙所阻擋，γ 射線**兩者皆可穿透，為以上最具有高穿透性**。

(①) 21.

石綿最可能引起下列何種疾病？①間皮細胞瘤②心臟病③白指症④巴金森氏症。

解 **石綿是有致癌性的，會導致肺癌及間皮瘤**；間皮瘤是指生長在胸腔黏膜或腹腔黏膜上的惡性腫瘤。也會造成身體其他部位的癌症（如胃、腸、食道、胰腺及腎），但這些影響並未明確。但是吸菸與石綿暴露同時進行的話會提高罹患肺癌的機率。

(③) 22.

勞工從事石綿作業且有抽菸習慣易造成肺癌，其暴露化學物質間之反應屬下列何種效應？①相加②相減③相乘④獨立。

解 當混合污染物各組分對機體的毒害作用**超過個別毒害作**

用的總和時稱爲相乘作用，如抽菸與石綿作業之相乘效
應。

（　④　）23.

下列何者非爲防範有害物食入之方法？①有害物與食物隔離
②不在工作場所進食或飲水③常洗手④穿工作服。

解 選項④穿工作服屬於防止有害物質直接接觸的方法，與
食入較無關。

（　①　）24.

下列何者爲化學窒息性物質？①一氧化碳②正己醇③ 1,1,1,-
三氯乙烷④石綿。

解 因化學作用**使人體無法進行氧交換或細胞新陳代謝作用**
如一氧化碳、二氧化氮、硫化氫、硝基苯胺、氰化物等。

（　②　）25.

下列何者爲單純窒息性物質？①一氧化碳②甲烷③硫化氫④
氰化氫。

解 降低空氣中氧氣分壓或比例**如二氧化碳、氮氣、氫氣、
甲烷**等。

（　④　）26.

一氧化碳被吸入人體，會與血液中之下列何者結合，嚴重時
產生窒息死亡？①淋巴球②白血球③血小板④血紅素。

解 **一氧化碳和血紅素的結合力是氧氣的 200~250 倍**，阻止
血紅素將氧氣釋放給組織利用，造成人體失去氧而產生
窒息死亡。

（　①　）27.

二氧化氮具下列何種特性？①低溶解度、肺刺激性②致肺纖
維化③致貧血性④高溶解度。

解 室溫下爲有刺激性氣味的紅棕色順磁性氣體，**具有低溶解度及肺刺激性**，易溶於水，吸入後對肺組織具有強烈刺激性和腐蝕性。

(③) 28.

下列何者爲影響神經系統之危害因子？①粉塵②鉻酸③汞④石綿。

解 汞導致畸型胎及**影響神經系統症狀，稱之爲水俣病**。

(④) 29.

氯乙烯單體屬下列何種物質？①致肺纖維化物質②腐蝕性物質③惰性物質④致肝癌物質。

解 **氯乙烯單體係對人體有明確致癌性影響物質**，屬有害空氣污染物，降低民眾生活環境中暴露於氯乙烯單體所造成健康衝擊，對於排放氯乙烯單體之石化業相關製程加強管制。

(③) 30.

四氯化碳可能危害下列何者？①呼吸系統②血液系統③肝腎④骨骼。

解 暴露四氯化碳可能會**造成肝臟、腎臟與中樞神經系統的損傷**，受到低量或輕微的暴露，肝臟和腎臟會修復受損的細胞，若暴露的量相當大，嚴重者會致死。

(①) 31.

氯痤瘡是因暴露於下列何種危害因子而造成？①多氯聯苯②氯乙烯③甲醛④甲苯。

解 氯痤瘡，**由氯、氯酚和甲類多氯聯苯等導致的痤瘡**，也有因戴奧辛引發的病例。

（　②　）32.

下列何者會造成過敏性氣喘？①甲烷②二異氰酸甲苯③氯乙烯④硫化氫。

解 二異氰酸甲苯（TDI），被公認**爲極易導致職業性致過敏性物質氣喘的物質**，勞工相關作業爲黏著劑、密封膠、塗料、油漆、工藝材料、絕緣泡棉等。

（　②　）33.

二異氰酸甲苯對人體會造成危害，它屬於何種物質？①窒息性物質②致過敏性物質③生殖毒性物質④致癌性物質。

解 說明如 2-1 有害作業中毒與特性之預防介紹，參考題庫第 32 題，**二異氰酸甲苯爲致過敏性物質**。

（　①　）34.

刺激性危害物質具高溶解度者，主要會作用於暴露者之何部位？①上呼吸道②下呼吸道③上、下呼吸道④下呼吸道及呼吸道末端。

解 **刺激性危害物質具高溶解度者，主要作用於上呼吸道**、中溶解度者主要作用於上及下呼吸道、低溶解度者主要作用於下呼吸道及呼吸道末端。

（　②　）35.

以下何者被吸入人體，較可能會導致肺部纖維化？①鉛②游離二氧化矽③四烷基鉛④有機溶劑。

解 引起塵肺症最主要的原因之一，爲暴露於可呼吸性之**結晶型游離二氧化矽**粉塵，此粉塵一旦吸入人體內，將沈積於肺泡中導致肺部纖維化不可逆病變。

（　②　）36.

二氧化矽作業勞工，因作業環境不良，較易罹患下列何種疾

病？①痛痛病②塵肺症③白血症④烏腳病。

解 說明如 2-1 有害作業中毒與特性之預防介紹，參考題庫第 35 題，**二氧化矽作業勞較易罹患塵肺症**。

(③) 37.

鎘可能引起下列何種病變？①白手病②皮膚病③痛痛病④佝僂病。

解 **因鎘中毒導致骨質疏鬆症及腎功能衰竭**，病名來自患者由關節和脊骨極度痛楚而發出的叫喊聲，又稱疼痛病、骨痛病。

(②) 38.

錳對人體之主要危害為下列何者？①皮膚②神經③血液④骨骼。

解 已證實錳會**對神經系統造成影響**，會引起巴金森氏症，一旦發病便為不可逆之病變。

(①) 39.

國內錳作業工廠曾引起下列何種職業病？①巴金森氏症②痛痛病③水俁症④鼻中膈穿孔。

解 說明如 2-1 有害作業中毒與特性之預防介紹，參考題庫第 38 題，錳作業對神經系統造成影響，**會引起巴金森氏症**。

(①) 40.

有機汞中毒所引起的職業病？①水俁病②痛痛病③巴金森氏症④白手病。

解 有機水汞中毒，分為急性、亞急性、慢性、潛在性和胎兒性等多種類型，該症患者手足麻痺，甚至步行困難、運動障礙、失智、聽力及言語障礙；重者例如痙攣、神

經錯亂，最後死亡，**稱之為水俁病**。

(④) 41.

鍍鉻作業易使勞工造成鼻中膈穿孔，該勞工為暴露於鉻之何種形態？①粉塵②光氣③燻煙④霧滴。

解　鍍鉻時會產生的大量的氣體，此氣體排出鍍槽時，會帶出鉻酸，**懸浮於空氣中形成鉻酸霧滴，勞工暴露此可能造成鼻中膈穿孔**。

(③) 42.

下列何種作業勞工可能會發生鼻中膈穿孔現象？①苯②硫酸③鉻酸④鎘。

解　說明如 2-1 有害作業中毒與特性之預防介紹，參考題庫第 41 題，懸浮於空氣中鉻酸霧滴，作業勞工可能會發生鼻中膈穿孔現象。

(④) 43.

下列何者不為判定職業性癌症之要件？①工作場所有害因子確實存在②曾暴露於有害環境的證據③符合時序性症狀有害物暴露與發病時間④符合暴露季節之特性。

解　職業病認定原則：

1. 工作場所有害因子確實存在的證據。

2. 病人必需曾經在有害因子的環境下暴露的證據。

3. 符合時序性症狀產生必須在暴露危害因子之後。

4. 起因與非職業原因無關，文獻佐證。

5. 經醫師診斷確實有病，且與職業原因有關。

(④) 44.

下列何者暴露於有害危險機率最大？①雇主②作業主管③職業安全衛生人員④第一線勞工。

解 因為為最靠近危害發生源之勞工，其次為第一線之現場主管。

(③) 45.

下列何者不是呼吸循環系統所造成的職業病？①矽肺②氣喘③鉛中毒④游離二氧化矽。

解 鉛中毒會造成貧血、鉛腦症，與循環系統較無關。

(③) 46.

下列何者不是影響粉塵健康危害之因素？①粉塵之粒徑大小②粉塵之粒子形狀③粉塵之導電性④粉塵之濃度。

解 關鍵詞導電性，故非影響粉塵之健康危害之因素。

(②) 47.

有害作業之中毒 90% 來自於？①食入②吸入③皮膚接觸④眼睛接觸。

解 依職業災害數據，**90% 左右的有害作業中毒發生源為吸入性危害**、其次是皮膚接觸、眼睛接觸，最後為食入。

(④) 48.

有害作業之中毒的因素主要有？①劑量②時間③個人體質④以上皆是。

解 有害作業之中毒的因素相當多，本題選項均為影響之因素。

2-2 有害作業安全衛生管理執行與環境改善

1. 工作安全分析之方法：訪問法、實際工作法、自行分析法、問卷法、文件分析法、觀察法等等。

2. 工作安全分析注意事項：

名稱	內容
人員	勞工的知識、經驗、身體狀況、精神狀況等影響。
機械設備	機械、設備、器具、工具等影響。
原料物料	原料物料有無毒性、負重程度，載物有無缺陷。
作業方法	適合於該作業之工作程序、步驟、方法。
作業環境	該環境安全狀況、空氣、濕度、噪音、照明。

3. 工作安全分析與安全作業標準對照表：

排序	工作安全分析（JSA）	安全作業標準程序（SOP）
1	決定分析工作的種類	作業名稱的種類
2	分解該項工作的步驟	確認作業的步驟
3	分析該工作的方法	研擬作業的方法
4	辨識該工作的潛在危害	辨識該作業不安全的因素
5	決定該工作安全的方法	擬定該作業的安全措施
6	-	規劃事故處理機制

4. 危害控制預防五字訣與應注意事項彙整表：

人	機	料	法	環
教育訓練 監督管理 對應證照	維修保養 自動檢查 防護標準	安全資料表 分區存放 物料堆置	作業標準書 健康管理 行政管理	環境監測 天候環境 5S 運動
不安全主體為人，因此人的知識、經驗、意願、身體狀	作業中所需使用到的機械、設備、器具、工具等，是否有	作業中所使用之物料、材料都應在工作安全分析表上明	制訂安全作業標準書為安全工作程序中屬於相當重要的一	作業場所的作業空間、安全狀況、空氣、濕度、照度、

人	機	料	法	環
況、精神狀況…等,都是造成人為失誤的主要因素。所以教育訓練以及取得對應的證照,對於降低人的危害有相當大的幫助。	無安全裝置,是否有無本質安全考量,並有無維修保養計畫、定期檢查都需要考量。因此作業前應針對目前的相關作業實施作業前檢點、定期檢查等。	列,以便於作業中可以清楚得知檢查的物料、材料是否齊全無缺漏。因此對於所使用的原物料的特性也要清楚瞭解,若彼此不相容應分區存放,避免發生化學反應作用引發火災爆炸的可能性。	環,正確的工作方法、工作步驟、危害防止措施都是影響工作安全的重要因素。	噪音、安全標示、危險有害物標示、地面是否平坦有無濕滑,都是影響作業安全的關鍵因素。並且針對有害物的濃度定期的監測,可以更能得知該作業勞工是否有無危害到健康之虞。

5. 有害作業危害控制三方向彙整表:

發生源	路徑源	暴露者
1. 取代:低毒取代高毒性。 2. 製程改善:採購安全性高之機械或設備。 3. 密閉:設置獨立作業空間。 4. 隔離:設置作業屏蔽設施。 5. 濕式:場所灑水。 6. 局部排氣:適用於有可能立即危害之污染物,一旦生成即需立即排除。	1. 整體換氣:污染物為非立即影響人體健康,且不會超過容許濃度標準。 2. 拉長距離:設置遠距離遙控方式。 3. 洩漏警報器:固定式各式偵測器、攜帶式各式偵測器 4. 5S運動:整理、整頓、清潔、清掃、教養。 5. 維護管理:機械設備儀器定期校正維修保養。 6. 監視系統:利用攝影機監控降低人員靠近。	1. 防護具:個人專屬。 2. 輪班:降低人員經常處於高負荷值。 3. 健康檢查:發現潛在身體不適狀況。 4. 教育訓練:取得對應證照,工作危害辨識、評估、控制的認知。 5. 個人監控系統:作業環境監測。 6. 縮短工時:漸少暴露時間。

6. 工作場所預防與控制措施順序一覽表：

> 1. <u>消除危害</u>：先消除所有危害或風險之潛在根源，如使用低毒性化學原物料、機械設備採以本質安全設計。
> 2. <u>取代</u>：取代方式降低風險，如使用低電壓電器設備、低危害物質取代高危害物質等。
> 3. <u>製程控制</u>：製程控制方式來降低危害事件發生可能性，或減輕事件發生後的嚴重度，如連鎖停機系統、釋壓裝置、隔音裝置、警報系統、護欄等。
> 4. <u>作業管理制度</u>：自動檢查計畫、員工教育訓練、制定標準作業程序、工作許可、安全觀察、安全教導、緊急應變計畫及其他相關作業管制程序等。
> 5. <u>個人防護具</u>：最後考量個人防護具來降低危害事件發生時對人員所造成衝擊的嚴重度（為考試常考的最後一道防線）。

7. 工作場所 6S 運動一覽表：

名稱	英文	內容
整理	SEIRI	將工作場所的任何物品區分為有必要和沒有必要的，除了有必要的留下來，其他的都消除掉。
整頓	SEITON	把留下來的必要用的物品依規定位置擺放，並放置整齊加以標識讓工作場所一目了然。
清掃	SEISO	將工作場所內看得見與看不見的地方清掃乾淨，保持工作場所乾淨、亮麗的環境。
清潔	SEIKETSU	將整理、整頓、清掃進行到底，並且制度化，經常保持環境處在美觀狀態。
教養	SHITSUKE	每位員工養成良好的習慣，並遵守規則做事，培養積極主動的習慣性。
安全	SECURITY	重視成員安全教育，每時每刻都有安全第一觀念，防患於未然。

8. 火災類型與處理方式一覽表：

火災類型	火災名稱	火災原因	處理方式
甲（A）類	普通火災	紙類、木製品、纖維產品、棉被、塑膠、合成橡膠、樹脂、住家型之火災均屬於此類。	強化液、乾粉、泡沫、潔淨滅火器
乙（B）類	油類火災	汽油類：汽油、柴油、礦物油、酒精醇類及瓦斯氣體，歸類為油類火災。	強化液、乾粉、二氧化碳、泡沫、潔淨滅火器
		食用油類：動植物油、食用油（此類火災燃燒速度快，二氧化碳及泡沫滅火器較不適合）	強化液、乾粉、潔淨滅火器
丙（C）類	電器火災	通電中之電氣設備，如電器、馬達、引擎、變壓器、電線、電視或其他家電用品等。	強化液、ABC乾粉、二氧化碳、潔淨滅火器
丁（D）類	金屬火災	活性金屬如鎂、鉀、鋰、鋯、鈦等民生用品，如電池、手機殼、行李箱殼、鈦餐具、汽機車零件等引起的火災。	金屬滅火器

9. 火災滅火方法及原理：

名稱	滅火原理	滅火方法
窒息法	除去助燃物	將氧氣自外部加以遮斷，排除、阻絕、稀釋可燃物與空氣接觸之方法。
冷卻法	減少熱能	利用滅火藥劑之冷卻效果，以降低燃燒溫度，達到滅火效果，通常以水為最經濟實用之滅火藥劑。
除去滅火法	除去可燃物	乃將燃燒物由火源中移除，減低燃燒面積之滅火方法。
抑制法	破壞連鎖反應	利用化學藥劑於火焰中產生鹵素（或鹼金屬）離子，奪取燃燒機構之氫離子或氧離子，阻礙燃燒現象而產生負面之觸媒效果；如乾粉滅火器等。

【參考題庫】

(②) 1.

下列何者針對事故發生時，能提供作業現場人員必要的資訊，並採取急救、醫療救援、消防及疏散等措施與步驟？①標準作業程序②緊急應變措施③職業災害調害與分析④事故通報流程。

解 **由關鍵詞急救、消防疏散**，可判斷為②緊急應變措施。

(④) 2.

預防與控制措施，優先的預防及控制措施為下列何者？①設置護欄及護蓋②提供個人防護具③實施教育訓練④源頭消除危害及風險。

解 組織應建立及維持適當的程序，以持續辨識和評估各種影響員工安全衛生的危害及風險，並依下列優先順序進行預防和控制：

一、**消除危害及風險**。

二、經由工程控制或管理控制從源頭控制危害及風險。

三、設計安全的作業制度，包括行政管理措施將危害及風險的影響減到最低。

四、當綜合上述方法仍然不能控制殘餘的危害及風險時，雇主應免費提供適當的個人防護具，並採取措施確保防護具的使用和維護。

(③) 3.

事業單位各部門提出之自動檢查執行計畫，由下列何者彙整？①雇主②該部門主管③職業安全衛生人員④勞工代表。

解 事業單位所提出之計畫，由**職業安全衛生人員彙整**。

(②) 4.

有關檢查表格以下列何者負責訂定較為妥適？①雇主②執行部門之主管③承攬商④維修保養人員。

解 職業安全衛生之自動檢查計畫對應負責業務如下：

名稱	對應人員
自動檢查實施管理表之擬訂	工作場所管理人員
自動檢查實施管理表之審查 / 核准	工作場所管理單位主管
自動檢查表之擬訂與執行	工作場所安全衛生管理人
自動檢查表之審查 / 核准	工作場所管理單位主管
年度自動檢查確認	環安衛單位
季、月自動檢查執行	工作場所安全衛生管理人

(④) 5.

工作安全分析要辨識作業中潛在的危害，下列何者非主要辨識之危害？①人員②機械③環境④訓練。

解 危害基本辨識方法為 5M：**人、機械、材料、方法、環境**。

(④) 6.

下列何者為物理性危害？①火災、爆炸②搬運扭傷③病菌感染④被機械捲夾傷。

解 選項①化學危害，選項②人因性危害，選項③生物性危害。

(①) 7.

藉觀察屬下工作步驟，分析作業實況，辨識作業場所潛在的危險及危害，經協商、討論、修正而建立安全的工作方法，

稱爲下列何者？①工作安全分析②工作安全觀察③工作風險
管理④安全作業標準。

解　工作安全分析是將一項工作，依照工作順序，**找出可能
發生的危害，而尋求消除或控制該項危害因素之方法，**
以建立安全衛生的作業程序或工作標準。

（　①　）8.

經由工作安全分析，建立正確工作程序，以消除工作時的不
安全行爲，設備與環境，確保工作安全的標準，稱爲下列何
者？①安全作業標準②工作安全觀察③工作風險管理④工作
安全分析。

解　說明如 2-2 有害作業安全衛生管理執行與環境改善，參
考題庫第 7 題，安全作業標準**爲工作分析後所訂定的安
全作業標準（SOP）。**

（　②　）9.

下列何項較無法協助事業單位了解現場危害因素？①自動檢
查紀錄②教育訓練實施紀錄③安全觀察紀錄表④工作安全分
析單。

解　**關鍵詞現場危害因素，**教育訓練實施紀錄較無法協助現
場之危害因素。

（　④　）10.

工作安全分析中何者爲最後一個程序？①擬定工作安全分析
計畫②決定要分析的工作③找出危害及可能發生的事故④尋
求避免危害及可能發生事故的方法

解　工作安全分析（JSA）：

1. 擬定工作安全分析計畫。

2. 決定要分析的工作。

3. 將工作分解成若干步驟。

4. 找出危害及可能發生的事故。

5. **尋求避免危害及可能發生事故的方法。**

(④) 11.

下列何者非屬工作安全分析中「潛在的危險」？①不安全行為②不安全設備③不安全環境④天災。

解 不安全的行為（人為約占 88%）、不安全的狀況（環境或設備約占 10%）、**天災（無法預先評估約占 2%）非屬潛在的危險。**

(②) 12.

下列何種非為工作安全分析優先考慮的對象？①傷害頻率高者②低風險性工作③臨時性工作④新工作。

解 安全觀察優先考慮對象如下幾點：

(1) 新工作 (2) 傷害嚴重率高者 (3) 傷害頻率高者 (4) 曾發生事故者 (5) 有潛在危險者 (6) 新設備或新製程者 (7) 臨時或非經常性 (8) 經常性工作。

(④) 13.

工作安全分析之分析者通常為下列何人？①雇主②廠長③職業安全衛生管理人員④領班。

解 工作安全分析批准者（最高主管如廠長）、審核者（職業安全衛生管理人員）、**分析者（主管人員或領班）。**

(③) 14.

工作安全分析的初核者為何人？①雇主②廠長③職業安全衛生管理人員④領班。

解 說明如 2-2 有害作業安全衛生管理執行與環境改善，參考題庫第 13 題，**職業安全衛生人員為工作安全分析的初**

<u>核者</u>。

（ ② ）15.

下列何者最適合爲工作安全分析的批准者？①雇主②工作場所負責人③職業安全衛生管理人員④領班。

解　說明如 2-2 有害作業安全衛生管理執行與環境改善，參考題庫第 13 題，**廠長或工作場所負責人爲工作安全分析的批准者**。

（ ② ）16.

下列何者爲工作安全分析的功能？①作爲採購品質的參考②作爲安全教導的參考③作爲員工升遷的參考④作爲健康管理的參考。

解　關鍵詞安全分析，故**安全教導的參考與安全分析較有關**。

（ ④ ）17.

下列何者非屬工作安全分析的目的？①發現並杜絕工作危害②確立工作安全所需工具與設備③作爲員工在職訓練的參考④懲罰犯錯員工的依據。

解　懲罰犯錯的員工，非屬跟工作安全分析有相關的目的。

（ ① ）18.

作業中所存在的潛在危險或危害因素，不加以分析下列何事項？①經費使用②人員訓練③機械設備④作業方法。

解　在潛在危險或因素中，經費使用較不是分析的主要事項。

（ ③ ）19.

下列何者爲「工作分析」與「預知危險」的結合？①工作風險分析②工作安全觀察③工作安全分析④事故調查處理。

解　說明如 2-2 有害作業安全衛生管理執行與環境改善，參考題庫第 7 題，**工作安全分析**爲「工作分析」與「預知

危險」的結合。

(③) 20.

工作安全分析過程中，採取適當的工作方法和程序，以防止危害發生，是下列那項工作安全分析的目的？①作為員工在職訓練的方法②確立工作安全所需的資格條件③發現及杜絕工作危害④作為安全觀察的參考資料。

解 說明如 2-2 有害作業安全衛生管理執行與環境改善，參考題庫第 7 題，**工作安全分析的目的為發現及杜絕工作危害**。

(①) 21.

在工作安全分析中，應考慮的不安全主體為下列何者？①人②機械③方法④環境。

解 說明如 2-2 有害作業安全衛生管理執行與環境改善，參考題庫第 11 題，**職業災害之主體為人**、媒介為不安全的狀況或環境。

(③) 22.

下列何項不列入工作安全分析考慮項目？①人②環境③產品品質④機械。

解 說明如 2-2 有害作業安全衛生管理執行與環境改善，參考題庫第 5 題，產品質影響安全工作較無關。

(④) 23.

下列何項非為工作安全分析表內應有之項目？①工作名稱②工作步驟③潛在危險④成本分析。

解 工作安全分析表內應包含五欄為：

(1) 工作名稱 (2) 工作步驟 (3) 工作方法 (4) 潛在危險 (5) 安全工作方法。

（　③　）24.

要發掘作業潛在的危險及可能的危害，最好使用下列哪一種方法？①自動檢查②不穿戴安全防護具③工作安全分析④教育訓練。

解　要發掘作業潛在的危險及可能的危害，最好使用工作安全分析。

（　③　）25.

下列何者非安全作業標準修訂的時機？①事故發生時②製程改變時③違反安全作業標準規定時④不可忍受之作業風險時。

解　安全作業標準應依下列情況隨時修正：

(1) 變更管理機制時 (2) 發生事故時（較多的虛驚事故）
(3) 法令、標準新增或變更時 (4) 風險評估結果為不可接受或有必要改善控制措施時 (5) 作業人員對作業內容有所提議建議有必要修正時 (6) 作業人員有特殊需求改變時 (7) 依據安全衛生稽核後有缺失需要改善時 (8) 工作方法有必要改變時。

（　③　）26.

安全作業標準之製作程序，不包括下列那一項？①確認實際工作步驟②規劃事故之處理③實施自動檢查④決定安全工作的方法。

解　安全作業標準之製作程序：

(1) 將工作分成幾個步驟 (2) 確認實際工作步驟的優先順序 (3) 辨識不安全因素，分析潛在的可能之傷害 (4) 決定安全工作的方法 (5) 事故處理之方法 (6) 圖解說明。

（　①　）27.

製作安全作業標準時，下列何者為首要步驟？①將工作分成

幾個步驟②不安全因素③可能造成之傷害④事故處理之方法。

解 說明如 2-2 有害作業安全衛生管理執行與環境改善，參考題庫第 26 題，首要步驟為**確認實際工作步驟**。

(④) 28.

發生職業災害時，以下列何者為較有效之事故調查參考？①緊急應變計畫②自動檢查紀錄表③教育訓練紀錄④安全作業標準。

解 說明如 2-2 有害作業安全衛生管理執行與環境改善，參考題庫第 26 題，**安全作業標準為較有效之事故調查參考**。

(③) 29.

有關工作場所作業安全，下列敘述何者有誤？①化學品應依特性分區存放②有機溶劑之揮發性物質隨時加蓋③機械運轉中依然可以從事上油檢修或調整之作業④依作業佩戴適合之防護具。

解 職業安全為生設施規則第 57 條：

雇主對於**機械之掃除、上油、檢查、修理或調整有導致危害勞工之虞者，應停止相關機械運轉及送料**。為防止他人操作該機械之起動等裝置或誤送料，應採上鎖或設置標示等措施，並設置防止落下物導致危害勞工之安全設備與措施。

(③) 30.

4E 政策係指除工程、教育、執行外，還包括下列何者？①教養②永恆③熱忱④宣傳。

解 教育（Education）、執行（Enforcement）、工程（Engineering）、**熱忱（Enthusiasm）**。

（　④　）31.

有關堆高機搬運作業，下列何者為非？①作業前應實施檢點②人員離開座位時，應關閉動力並拉上手煞車③載貨荷重不得超過承受最大荷重④除乘坐席位外可搭乘人員。

解　職業安全為生設施規則第 116 條第 2 款：

車輛系營建機械及堆高機，**除乘坐席位外，於作業時不得搭載勞工**。

（　①　）32.

5S 中何者定義為將要與不要的物品加以區分？①整理②整頓③清掃④清潔。

解　5S 工作環境改善定義如下：

1. **整理：將工作場所的物品區分為有必要和沒有必要的，除了有必要的留下來，其他的都消除掉**。

2. 整頓：把物品依規定位置擺放，並放置整齊加以標識讓工作場所一目了然，迅速便於取用。

3. 清掃：看得見與看不見的地方清掃乾淨，保持工作場所乾淨、亮麗的環境。

4. 清潔：將整理、整頓、清掃進行到底，並且制度化，經常保持環境處在美觀狀態。

5. 教養：員工養成良好的習慣，培養積極主動的習慣性。

（　①　）33.

5S 中下列何者定義為需要的物品要能很快的拿到？①整頓②整理③清掃④清潔。

解　說明如 2-2 有害作業安全衛生管理執行與環境改善，參考題庫第 32 題，**整頓目的為物品能迅速便於取用**。

(④) 34.

廠場整潔的 5S 運動不包含下列何種？①整理②整頓③教養④環保。

解 說明如 2-2 有害作業安全衛生管理執行與環境改善，參考題庫第 32 題，不包含環保。

(①) 35.

人力搬運時應儘量利用人體之何部位？①腿肌②手肌③腳肌④腰肌。

解 腿肌屬人體肌肉群相當強而有力的肌肉。因此**人力搬運時應儘量利用腿肌**。

(①) 36.

下列何者非安全衛生運動設計的理念？①雇主的利益②員工安全第一考量③促進健康管理④尊重生命。

解 未有保障勞工生命安全及健康，明顯為錯誤的。

(③) 37.

馬斯洛的需求層級理論包括 :1. 尊嚴需求 2. 安全需求 3. 自我實現需求 4. 生理需求 5. 愛與歸屬的需求，正確排列為何？① 12345 ② 54321 ③ 42513 ④ 35124。

解 馬斯洛需求需求層級理論：

(1) 生理需求 (2) 安全需求 (3) 社會需求 (4) 自尊需求 (5) 自我實現的需求。

(①) 38.

如果任一員工在任何區域看到紙屑都會撿起來，此種現象為下列何者所形成？①組織安全文化②獎懲制度③虛榮心④害怕攝影機。

解 **組織的安全文化**是個人和群體的價值觀、態度、能力和

行為都能視爲己任。能互相認同安全衛生的重要性，並
落實於每日工作上的提醒與協助。

（　①　）39.

高速型之漏電斷路器，在額定動作電流下，其動作時間需在
多少秒以內？① 0.1 ② 0.5 ③ 1.0 ④ 2.0　秒。

解　**高速型之漏電斷路器**額定動作電流下，**其動作時間需在
0.1 以內**。

（　③　）40.

風險評估公式描述爲下列何者？①風險 × 暴露＝危害②風險
× 危害＝評估③危害 × 暴露＝風險④危害 × 風險＝暴露。

解　風險是危害事件發生的可能性對其人員造成安全或健康
嚴重度的組合，風險公式爲**危害 × 暴露**。

（　②　）41.

將災害發生要素有系統地以一定之順序、型態分析各要素間
之關係的方法，爲下列何者？①檢核表②故障樹分析法③危
害評估分析法④初步危害分析法。

解　**故障樹（失誤術）分析法**是一種系統的分析設備故障的
定量評估法，將災害發生要素有系統地以一定之順序、
型態分析各要素間之關係的方法，以樹狀展開，再計算
其發生機率，將能有效掌握可能的故障點。

（　④　）42.

使勞工於廢水槽內從事電銲作業，下列那一種危害較不可能
發生？①中毒②火災爆炸③感電④倒塌。

解　廢水槽可能有氣體中毒的危害，而且可能因爲電焊時與
可燃性氣體引發火災爆炸，且電焊作業本身就有感電的
危害風險。

（　①　）43.

針對重大危害區域之評估，不宜使用下列何種方法進行評估？①預知危險（KY）②檢核表（checklist）③失誤模式與影響分析（FMEA）④危害與可操作性分析（HazOp）。

解　一、如果 - 結果分析。

二、檢核表。

三、如果 - 結果分析／檢核表。

四、危害及可操作性分析。

五、失誤模式及影響分析。

六、故障樹分析。

七、其他經中央主管機關認可具有同等功能之安全評估方法。

（　④　）44.

下列有關危害辨識之敘述何者正確？①無須參考作業環境監測之結果②應指定勞工單獨限時完成③已經發生過事故者無須再辨識④應依安全衛生法規要求，選擇適合方法執行危害辨識。

解　辨識工作環境中不安全與危害健康的因子，考量導致損失的五個來源：人員、機械設備、作業方法、物料與工作環境等。

（　③　）45.

下列有關危害辨識之敘述何者錯誤？①應依危害之特性，界定潛在危害之分類或類型②針對作業之危害來源，辨識出危害、發生原因、合理後果等③對現有可有效預防控制措施屬於控制範疇，故無須辨識④對於執行危害辨識之人員應給予必要教育訓練。

解　對現有可有效預防控制措施屬於控制範疇，仍應辨識，以確保目前控制措施是有效的，並且持續維持有效狀態。

(①) 46.

下列何者無法幫助危害辨識之實施？①工商普查②員工討論及意外事故調查③安全資料表④工作安全分析。

解　工商普查目的爲蒐集工商及服務業營運狀況、資源分布、資本運用、生產結構及其他相關產業經濟活動狀況。

(④) 47.

有關危害辨識，下列敘述何者錯誤？①應涵蓋例行性和非例行性的作業活動②要找尋工作場所中所有可能造成人員傷害的潛在因素③要有系統的進行，考量現場、辦公室或外部工作人員的作業活動④只需針對有安全疑慮的工作項目辦理即可。

解　應對人員、設備、物料、環境加以考量，並對項目全面檢視。

(②) 48.

下列何者爲實施工作場所風險評估之第一步驟？①決定控制方法②危害辨識③採取控制措施④計算風險等級。

解　風險評估之作業流程：

(1) **辨識出所有的作業或工程** (2) 辨識危害及後果 (3) 確認現有防護措施 (4) 評估危害的風險 (5) 決定降低風險的控制措施 (6) 確認採取控制後的殘餘風險。

(①) 49.

實施工作場所風險評估之方法，通常使用的方法不包括下列何者？①腦力激盪②甘特圖③故障樹分析④初步危害分析。

解　**甘特圖是將任務項目與時間一同呈現的一種圖表形式，**

可以知道每個活動的歷時長短，是風險管理中最常見的工具之一。

(①) 50.

事業單位要降低因機械、設備和物料等引起的安全衛生危害及風險，下列何者爲最佳的控制時機？①採購時②使用時③維修時④發生事故後。

解 採購初期時，應依循職業安全衛生法之機械防護標準規定合格下才能採購，故爲使用前就能確定符合法規之本質安全下，爲最佳的安全衛生危害風險控制時機。

(①) 51.

爲降低個人暴露，可藉控制有害物發生源達成，下列何者屬於此類控制方法？①取代②整體換氣③使用防護具④教育訓練。

解 發生源控制方式大致上有：**(1) 低危害取代高危害 (2) 密閉 (3) 工程改善 (4) 隔離 (5) 加濕 (6) 局部排氣**。

(②) 52.

控制器應採用下列何種人爲失誤危害防制規劃？①合適的時間②防呆安全設計③合適的工作④合適的制度。

解 防呆安全設計是一種**預防矯正**的約束手段，運用防止錯誤發生的方法，讓操作者不需要注意力、經驗或專業知識，只憑藉直覺即可準確無誤地完成的操作。

(③) 53.

某一長期執行苯作業勞工於健康檢查發現有貧血現象，該公司的職業安全衛生人員建議將該勞工調至非執行苯作業的工作，屬何種對策？①抑制、隔離發生源勞工之暴露②作業環境改善③健康管理④教育及訓練。

　解　該勞工經由健康檢查發現有貧血現象後，由職業安全衛生人員調離原職位，**屬健康管理面的行政管理**。

(①) 54.

危害性化學品有逸散到作業場所空氣中之虞時，應優先考慮下列何種方法？①密閉設備②局部排氣裝置③整體換氣裝置④自然換氣。

　解　**密閉設備＞局部排氣裝置＞整體換氣裝置＞自然換氣＞**。

(③) 55.

防範有害物危害之對策，應優先考慮下列何者？①健康管理②行政管理③工程改善④教育訓練。

　解　控制危害優先順序為：**發生源（第一）、傳播途徑（第二）、暴露者（第三）**。

(①) 56.

有關機械防護原理，下列敘述何者為非？①為採取機械安全措施，難免使勞動量超過生理正常負荷②人工易引起災害之作業，應改以機械或自動化③機械啟動裝置應與安全裝置結合，就是安全裝置發生效用後，機械始可動作④機械安全裝置目的為保障勞工免於機械危害發生。

　解　因為已採取機械安全措施，勞動量減少應可減輕勞工生理負荷。

(①) 57.

下列哪些非屬於機械本質安全化之作為或裝置？①安全護具②安全係數之考量③安全閥④連鎖裝置。

　解　安全護具屬於防止人體的安全配備，非屬機械本質安全化。

(④) 58.

電氣安全中，下列何者為靜電危害防止對策？①乾燥②使成為帶電體③使用非導電性之材料④接地。

解 **接地是最有效**且經濟的方法，其次為**增加濕度、抗靜電材料、靜電消除器、限制速度**等五種方式。

(①) 59.

接地之目的為何？①防止感電②防止短路③防止絕緣破壞④省電。

解 接地之目的主要**防止人身遭受感電**、設備和線路遭受損壞、預防火災與防止雷擊、靜電、損害等。

(①) 60.

下列有關電氣安全之敘述何者錯誤？①電氣火災時可使用泡沫滅火器灌救②不可濕手操作開關③電氣設備由合格電氣技術人員操作之④非從事電氣有關人員不得進入電氣室內。

解 使用泡沫滅火器會有感電危害之虞，故**電器火災屬於丙類（C 類）火災**應使用 ABC 乾粉或二氧化碳滅火器。

(①) 61.

下列防護方式何者較無法避免靜電火花之產生？①利用惰性氣體充填②接地③場所加濕④穿戴絕緣電器防護具。

解 **惰性氣體充填適用於防爆**，較無法避免靜電火花之產生。

(①) 62.

機械防護之安全管理的最基本原理，為下列何者？①源頭管理②無為而治管理③定期檢修管理④管末管理。

解 依照源頭管理機制規定，機械設備或工具，都必須符合安全規章。另外對於管制性的化學物品，則不得製造、輸入、供應工作者使用。

（　④　）63.

下列何者非屬防止搬運事故之一般原則？①以機械代替人力②以機動車輛搬運③採取適當之搬運方法④儘量增加搬運距離。

解　重體力勞動作業勞工保護措施標準第 6 條：

雇主使勞工從事重體力勞動作業時，**應致力於作業方法之改善、作業頻率之減低、搬運距離之縮短**、搬運物體重量之減少及適當搬運速度之調整，**並儘量以機械代替人力**。

（　②　）64.

下列何者不是水的滅火效果？①抑制作用②加成作用③窒息作用④冷卻作用。

解　水並非有奪取燃燒機構之氫離子或氧離子，水有吸熱的能力為冷卻作用，故可以抑制火源，水霧可稀釋氧濃度為窒息作用。

（　③　）65.

易燃液體遇到火源和適當的空氣，表面可閃爍起火，但火焰不能繼續燃燒之最低溫度為下列何者？①沸點②著火點③閃火點④發火溫度。

解　易燃液體表面蒸發作用釋出的蒸氣，在空氣中擴散成為可燃的混合氣體，其濃度相當於爆炸下限。**遇到火種表面可閃爍起火，但火焰不能繼續燃燒，此時該物質的最低溫度即稱為閃火點**。

（　②　）66.

易燃液體如汽油，與可燃性氣體如液化石油氣等引起之火災稱為何類火災？①甲②乙③丙④丁。

解　與**油類有關之火災屬於乙類火災**，不宜使用水當滅火劑，且**水容易造成易燃液體擴散延燒**。

（　④　）67.

可燃性金屬如鉀、鈉、鎂等引起之火災稱為何類火災？①甲②乙③丙④丁。

解　與**禁水性物質（金屬類型）之火災屬於丁類火災**。

（　①　）68.

汽油桶發生火災，不宜使用下列何種滅火劑？①水②乾粉滅火器③二氧化碳滅火器④泡沫滅火器。

解　說明如 2-2 有害作業安全衛生管理執行與環境改善，參考題庫第 66 題，**不宜使用水當滅火劑**。

（　①　）69.

槽車、油罐車進入石化廠時，為避免所產生之廢氣引發火災爆炸，故在其排氣管末端會裝置滅焰器，此種預防火災爆炸之方法為下列何者？①冷卻法②窒息法③抑制法④隔離法。

解　裝設滅餤器或火花防止器，**目的為降低可燃物溫度**以避免所產生之廢氣高溫而引發火災爆炸，降低溫度為冷卻法。

（　②　）70.

下列火災爆炸防護方法，何者非屬預防控制方式？①使用防爆電氣設備②設置自動灑水消防設備③設備與配管接地與等電位連結④場所張貼嚴禁煙火規定。

解　設置自動灑水消防設備**屬於火災發生時的事後處理控制方式**。

（　②　）71.

可燃性液體加熱其所產生之蒸氣與空氣混合後之氣體，足以

持續燃燒，而使火燄不再熄滅時之最低溫度稱為下列何者？
①沸點②著火點③閃火點④熔點。

> **解**　易燃液體表面有充分空氣混合至爆炸下限濃度時，**遇火種立即燃燒火焰歷久不滅，此時該物質的最低溫度稱為著火點**。

(④) 72.

鹵化烷類滅火之方法，主要是利用何種滅火原理？①冷卻法②窒息法③隔離法④抑制連鎖。

> **解**　**以鹵化烷或是特殊化學乾粉皆屬於抑制連鎖方法**。

(①) 73.

有害物危害預防對策可由其發生源、傳播路徑及暴露者三方面著手，以下哪些非為傳播路徑之改善？①製程改善②作業場所 5S ③整體換氣④洩漏警報器。

> **解**　製程改善屬於發生源著手預防措施。

(①) 74.

以下何者是消除職業病發生率之源頭管理對策？①改善作業環境②定期健康檢查③飲食均衡④使用個人防護具。

> **解**　改善作業環境為消除職業病發生率之源頭管理對策。

(①) 75.

有害作業安全改善，從下列哪一方面著手最為有效？①發生源②傳播途徑③暴露者④行政管理。

> **解**　應從根本原因之發生源著手為最有效之方法。

(③) 76.

潮濕場所中使用電動機具，為防止感電危害，應於該電路設置何種安全裝置？①閉關箱②自動電擊防止裝置③高感度高速型漏電斷路器④高容量保險絲。

> **解** 雇主為避免漏電而發生感電危害，於含水或被其他導電度高之液體濕潤之潮濕場所，於各該電動機具設備之連接電路上設置適合其規格，具有**高敏感度、高速型，能確實動作之防止感電用漏電斷路器**。

(②) 77.

預防職業病最根本的措施為何？①實施特殊健康檢查②實施作業環境改善③實施定期健康檢查④實施僱用前體格檢查。

> **解** 實施作業環境改善，可以將該作業場所可能引發勞工職業病的作業項目從發生源改善。

(④) 78.

下列何種方法非降低風險的控制措施？①教育訓練②個人防護具③工作許可④危害辨識。

> **解** 危害辨識之後才會有教育訓練、個人防護具、工作許可之後續風險控制措施。

(③) 79.

下列哪些非屬感電防止對策？①安全電壓法②隔離或遙控方式③增加電路之對地電壓④接地方式。

> **解** 應減少電路之對地電壓才可以降低感電為害。

(④) 80.

下列有關工作場所安全衛生之敘述何者有誤？①對於勞工從事其身體或衣著有被污染之虞之特殊作業時，應置備該勞工洗眼、洗澡、漱口、更衣、洗濯等設備②事業單位應備置足夠急救藥品及器材③勞工應定期接受健康檢查④事業單位應備置足夠的零食自動販賣機。

> **解** 零食自動販賣機非法規或事業單位應設置之。

（　②　）81.

下列何種防範游離輻射的原則是錯誤的？①增加工作地點到輻射源之間的距離②減少工作地點到輻射源之間的距離③縮短接觸輻射的時間④選用適當的屏蔽。

解　輻射危害預防三原則：

一、縮短時間：縮短人員暴露輻射時間。

二、**增加距離：增加人員工作地點到輻射源之間的距離。**

三、設置屏障：設置適當之屏蔽物質來阻隔輻射。

（　④　）82.

下列何者非屬噪音工程改善之原理？①降低振動②隔離振動③加裝吸音棉④防音耳罩或耳塞防護具。

解　使用防護具為對暴露者的行政管理措施，屬於預防安全衛生危害的最後一道防線。

（　①　）83.

氧氣測定儀器多久校正一次較適宜？①每月②每半年③每季④每年。

解　有關於氧氣測定儀器，應每月至少內部校正一次，每年至少應由原採購廠商送回校正一次。

2-3 通風換氣裝置及其維護與安全衛生防護具

1. 通風換氣主要目的如下表：

通換換氣目的	
名稱	內容
一、提供空氣	供給勞工所必要之新鮮空氣。
二、稀釋濃度	稀釋勞工作業環境空氣中有害物濃度。
三、排除危害	排除勞工可能接觸之污染有害物或危險物
四、控制溫濕	控制作業場所避免勞工失溫。
五、防火防爆	降低勞工所處空間之燃燒與爆炸機率。
六、維持品質	維持良好空氣品質。

2. 局部排氣裝置構造概要一覽表：

局部排氣裝置構造概要	
構造名稱	構造說明
氣罩	將污染物之發生源予以包圍或儘量接近發生源，以便能有效捕集污染物。
吸氣與排氣導管	導管為搬運空氣之管路，其設置以不妨礙勞工作業，不占空間，沿牆壁、天花板架設，同時宜儘量避免突然轉彎或改變管徑、縮短長度及減少任何磨擦損失為原則。
空氣清淨裝置	A. 重力沉降室：以重力方式使粉塵自然墜落。 B. 慣性集塵裝置：將含有粉塵之空氣衝擊於板面。 C. 離心分離裝置：利用離心力分離含塵空氣。 D. 濕式集塵裝置：利用液體噴射於含塵空氣使其濕潤凝集後併用分離方式除塵。 E. 袋式集塵裝置：利用濾袋等除卻粉塵。 F. 靜電集塵裝置：利用靜電使粉塵附著於電極板而捕集除塵。

局部排氣裝置構造概要	
構造名稱	構造說明
排氣機	A.軸流式：排氣量大，靜壓低，型體較小，可置於導管內適用於低靜壓之局部排氣裝置。 B.離心式：低靜壓至高靜壓範圍，排氣量小型體較大。 C.斜流式：介於軸流式與離心式兩者之間。
排氣口	應置於室外，且入氣口須遠離排氣口

3. 雇主設置之局部排氣裝置之氣罩及導管，應依下列之規定：

   (1) 氣罩應設置於每一有機溶劑蒸氣發生源。

   (2) 外裝型氣罩應儘量接近有機溶劑蒸氣發生源。

   (3) 氣罩應視作業方法、有機溶劑蒸氣之擴散狀況及有機溶劑之比重等，選擇適於吸引該有機溶劑蒸氣之型式及大小。

   (4) 應儘量縮短導管長度、減少彎曲數目，且應於適當處所設置易於清掃之清潔口與測定孔。

4. 整體換氣裝置：整體換氣又稱稀釋換氣，指從外面導入足夠之新鮮空氣將室內之污染物濃度稀釋到容許濃度以下。

5. 靜壓、動壓、全壓於差壓計之示意圖：

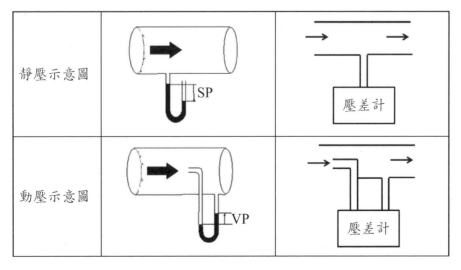

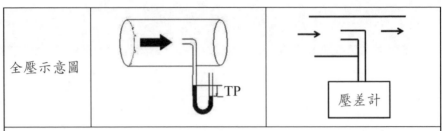

全壓示意圖		

1. 局部排氣系統內之動壓（PV）皆為正壓，全壓（PT）與靜壓（PS）在排氣機前為負壓，排氣機後為正壓。
2. 全壓是靜壓和動壓總和，氣體所具有的總能量。若以大氣壓為計算的起點，它可以是正值，亦可以是負值。

6. 整體換氣裝置種類一覽表：

自然換氣	機械換氣
(1) 風力之利用 (2) 室內外溫差或溫熱上對流作用 (3) 氣體分子之擴散 (4) 慣性力之應用。	(1) 完全排氣式（室內為負壓狀態） (2) 完全供氣式（效果最好） (3) 供排氣式併用（效果最差）。

7. 局部排氣裝置與整體換氣裝置比較表：

局部排氣裝置與整體換氣裝置比較表		
裝置	局部排氣裝置	整體換氣裝置
原理	排出	稀釋
控制因素	風速	風量
設備費	較高	較低
操作費	較低	較高
整體比較	穩定性高不易干擾	穩定性低易干擾
觀念	局部排氣裝置係於污染有害物發生源附近予以捕集，並加以處理後排出於室外。	藉由動力稀釋已經擴散之有害污染物之設備。其目的在導入新鮮空氣，並自室內移除部分空氣到室外。
差異性	➤ 污染物濃度高、毒性高、具輻射性。 ➤ 有限空間、有隔離。 ➤ 污染速度快、無規律。	➤ 污染物量少且毒性低。 ➤ 空間大、未隔離。 ➤ 污染速度慢、規律。 ➤ 不適合粉塵、燻煙。

8. 常見氣罩示意圖：

包圍式氣罩示意圖：只留觀察孔作業孔及間隙，局部排氣效果最佳。

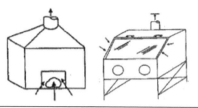

崗亭式氣罩示意圖：不受外部擾流的影響，排氣效果次佳。

 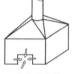

(a) 建築崗亭式氣罩　　(b) 氣體式氣罩

外裝型氣罩示意圖：缺點為離污染源較遠，較耗費排氣量，且易受外部擾流之影響。

(a) 槽溝型氣罩　(b) 格網型氣罩

接受式氣罩示意圖：污染物具有熱浮力而產生向上之氣流，或因旋轉而產生一定慣性方向的污染物氣流。

 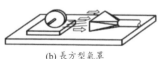

(a) 天蓬型氣罩　　　(b) 長方型氣罩

吹吸型氣罩示意圖：可構成氣簾，防止污染物外溢。

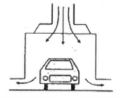

9. 呼吸防護具選用參考原則如下表：

呼吸防護具選用參考原則
一、於使勞工使用呼吸防護具前，必須先完成作業場所勞工危害暴露評估。
二、參考評估結果並依專業人員之建議，選擇適當及有效之呼吸防護具。
三、作業勞工應受過呼吸防護具相關訓練，並在主管監督下使用呼吸防護具
四、呼吸防護具應定期及妥善的實施清潔、儲存及檢查，以確保其有效性
五、**密合度測試「定性」面型配合測試：** 1. 使用者佩戴著呼吸防護設備，然後在使用者的呼吸範圍引入一種帶有某種味道或氣味的測試劑。 2. 如使用者察覺不到該味道或氣味，代表該呼吸防護設備適合使用者的面型。
六、**密合度測試「定量」面型配合測試：** 1. 在使用者四周範圍引入無害的微粒。 2. 量度面罩裏面及外面的微粒濃度以衡量面型配合的程度。 3. 此測試方法所提供有關呼吸防護設備與面型配合程度的資料較爲準確及詳細。

10. 常見個人防護具介紹一覽表：

個人防護具介紹	
名稱	內容
一、頭部防護具	安全帽、頭套、防塵帽
二、聽力防護具	耳塞、耳罩、防音頭照
三、手部防護具	抗化手套、防切割手套、絕緣手套、防護袖套、乳膠手套、耐磨手套、耐熱手套。
四、足部防護具	防穿刺安全鞋、絕緣安全鞋、鋼頭安全鞋、防滑安全鞋。

個人防護具介紹	
名稱	內容
五、眼部與臉部防護具	面部護罩（防撞、防噴濺或飛濺）、安全眼鏡、熔接面罩、防塵眼鏡、防毒面罩或眼鏡、遮光眼鏡、半面式或全面式防毒面罩。
六、呼吸防護具	防塵口罩、N95 口罩、防毒口罩、濾毒罐、簡易型口罩、供氣式面罩、自給式空氣呼吸器 SCBA、逃生用口罩。
七、防護衣	化學防護衣、圍裙、防熱衣、絕緣外套、A 級氣密式防護衣、B 級氣密式防護衣、C 級連身式防護衣、D 級一般工作服。

【參考題庫】

(①) 1.

皮托管的主要用途為伸進通風導管內,並提供下列何種功能?①外部連接壓力計②直接測得壓力③外部連接風速計④直接測得風速。

解 皮托管是外部連接壓力計的一種測量壓力強弱的儀器,可用來測量流體運動速度。通常在工業設施中可用於測量**某定點的局部速度**而不是整條管線的平均速度。

(②) 2.

有害物在其發生源處未擴散前,即加以排除的工程控制方法為下列何者?①整體換氣②局部排氣③自然通風④熱對流換氣。

解 局部排氣能使有害物在其發生源處未擴散前,即加以排除的一種工程控制方法。

(①) 3.

下列何種通風設備可用於具有高毒性氣體之室內作業場所?①局部排氣②整體換氣③自然換氣④溫差換氣。

解 具有高毒性氣體,應在密閉設備或使用局部排氣裝置下作業,因為該設備能使有害物在其發生源處未擴散前,即加以排除。

(①) 4.

下列何者非通風換氣之目的?①防止游離輻射②防止有害濃度超過容許值③稀釋空氣中有害物④補充新鮮空氣。

解 關鍵詞游離輻射,故與通風換氣之目的無相關。

（　②　）5.

負壓隔離病房的壓差計會連結一條偵測用管線到病房內的牆壁或天花板，以此偵測病房內外的何種壓差？①靜壓②動壓③全壓④氣壓。

[解] 管線內之空氣流動速度就具有一定的動壓，而作用在**氣體的流動方向恆為正值**。

（　①　）6.

一般市售風罩式風量計是先量測下列何者後換算為風量？①動壓②靜壓③風速④體積流率。

[解] 風罩式風量計是一種空氣平衡儀，主要用於在擴散器和格柵上，透過微壓計量有效地測**動壓**獲取空氣量讀數。

（　④　）7.

分離式冷氣機室內機的換氣效果如何？①視作業場所氣積而定②視冷氣機排氣量而定③視室內外溫差而定④幾近於 0。

[解] 分離式冷氣機室內機的功能為交換熱，不交換空氣，因此空氣含氧量是固定的，換氣效果幾近於 0。

（　③　）8.

場所空氣品質的好壞是以下列何種氣體之濃度作為判定之標準？①氧氣②一氧化碳③二氧化碳④一氧化氮。

[解] 環保法規**室內空氣品質標準以二氧化碳為** 1000ppm，職業安全衛生法之辦公室空氣品質指標二氧化碳為 5000ppm。

（　④　）9.

局部排氣裝置之排氣導管在排氣機與下列何者之間？①氣罩②空氣清淨裝置③排氣口④天花板回風口。

[解] 局部排氣裝置之**排氣導管應在排氣機與排氣口之間**，天

花板回風口應在排氣機與排氣口之間。

(②) 10.

局部排氣裝置連接氣罩與排氣機之導管為下列何者？①排氣導管②吸氣導管③主導管④肘管。

解 排氣機會使氣罩內產生**負壓區**，故導管要以**吸氣方式**來運送。

(③) 11.

市售導煙機搭配廚房抽油煙機使用，此操作模式屬下列何種氣罩？①包圍式②接收式③吹吸式④外裝式。

解 為防止污染物溢出或是經過人的呼吸帶範圍，故吹吸式排風罩是利用吹風口吹出的射流，將塵源散發的含塵氣流吹向吸風口，在吸風口前匯流的作用下被吸入罩內。

(④) 12.

「在地下室作業，當通風換氣充分時，則不易發生一氧化碳中毒或缺氧危害」，請問「通風換氣充分」係此「一氧化碳中毒或缺氧危害」之何種描述？①風險②危害源③發生機率④風險控制方法。

解 關鍵詞通風換氣充分，故為一種險控制方法之描述。

(②) 13.

單一導管之通風系統，若管徑相同時，則下列何者於導管內均相同？①靜壓②動壓③全壓④靜壓與動壓。

解 若管徑相同時，則動壓於導管內均相同。

(③) 14.

缺氧及高濃度有害物工作場所，勞工不可使用何種呼吸防護具？①空氣呼吸器②供氣式呼吸器③防毒口罩④輸氣管面罩。

解 對於有缺氧及高濃度有害物工作場所，絕對不可以使用

只能過濾有害物之淨化型空氣呼吸器如防毒口罩。

（　②　）15.

下列何種空氣清淨方法適用於氣態有害物之除卻處理？①離心分離法②吸收法③過濾法④靜電吸引法。

解　除了吸收法外，其餘選項皆爲粒狀污染物處理方法。

（　③　）16.

有關局部排氣裝置風壓，下列敘述何者有誤？①排氣機上游管段之全壓爲負值②全壓爲動壓與靜壓之和③導管內廢氣流動速度愈小，動壓愈大④排氣機下游管段之全壓爲正值。

解　動壓爲風速之值，**故動壓爲 + 值**；因此流動速度愈小，動壓愈小。

（　③　）17.

局部排氣裝置之導管裝設，下列何者有誤？①應儘量縮短導管長度②減少彎曲數目③支管需 90 度與主管相接④應於適當位置設置清潔口與測定孔。

解　支管需以小角度相接，來降低壓力損失；90 度會增加壓力之損失。

（　③　）18.

通風系統中流經同一直管管段之風量如增加爲原來之 3 倍時，則其壓力損失約增加爲原來之幾倍？① 3 ② 6 ③ 9 ④ 12 倍。

解　壓力損失作用方向爲流動之反方向，正比於風速的平方，故 3^2 爲 9 倍。

（　②　）19.

通風系統中，下列何種情況其壓力損失愈小？①肘管曲率半徑與管徑比愈小②合流管流入角度愈小③圓形擴大管擴大角

度愈大④圓形縮小管縮小角度愈大。

解 壓力損失是能量損失，不僅下游壓力會降低，流量與流速同樣也會減小。為減少因摩擦等條件下的壓力損失，其設置上應：表面平滑、縮短導管長度、減少使用彎管、合流管流入角度愈小。

(②) 20.

下列哪些措施無法提昇通風換氣效能？①外裝式氣罩改為吹吸式氣罩②包圍式氣罩改裝為捕捉式氣罩③縮短抽氣口與有害物發生源之距離④氣罩加裝凸緣（flange）。

解 **包圍式氣罩效能高於捕捉式氣罩，為最有效之通風換氣裝置。**

(①) 21.

排氣量相同時，控制效果最好之局部排氣裝置氣罩為下列何者？①包圍式②崗亭式③外裝式④吹吸式。

解 **包圍式氣罩所需排氣量最低**，若排氣量相同時，**控制效果最高**。

(③) 22.

下列何種型式的氣罩最不易受氣罩外氣流的影響？①接收式②外裝式下方吸引式③包圍式④崗亭式。

解 **包圍式可將危害發生源全部予以包圍，故最不易受氣罩外氣流的影響**，其次是崗亭式。

(②) 23.

下列何者可據以計算風速？①靜壓②動壓③全壓④大氣壓。

解 動壓可據以計算風速。

(②) 24.

通風系統內某點之靜壓為 -30 mmH_2O，動壓為 18 mmH_2O，

則全壓爲多少 mmH₂O？①– 48 ②– 12 ③ 12 ④ 48 mm H₂O。

解　全壓＝靜壓＋動壓，－ 30 ＋ 18 ＝－ 12。

(②) 25.

設置局部排氣之規定，下列何者爲非？①氣罩宜設置於每一粉塵發生源②導管長度宜儘量延長，以涵蓋較多範圍③肘管數盡量減少，並於適當位置開啓易於清掃之清潔口④排氣機應置於空氣清淨裝置後之位置。

解　**應儘量縮短導管長度、減少彎曲數目**，且應於適當處所設置易於清掃之清潔口與測定孔。

(④) 26.

缺氧危險場所採用機械方式實施換氣時，下列何者正確？①使吸氣口接近排氣口②使用純氧實施換氣③不考慮換氣情形④應充分實施通風換氣。

解　缺氧危險場所宜採用機械方式實施換氣，並且應充分實施換氣，作業期間隨時保持通風換氣狀態，稀釋可燃性或有害性氣體，**不得純氧實施換氣**。

(③) 27.

軸流式排氣機的進氣與排氣氣流方向爲何？①同方向②反方向③垂直④依作業場所特性做調整。

解　氣流流向與排風機轉動軸垂直，由排氣機轉動軸流入、沿轉動軸方向流出。

(②) 28.

局部排氣裝置之動力源，指下列何者？①氣罩②排氣機③導管④排氣口。

解　指藉動力強制吸引並排出已發散有機溶劑蒸氣之設備，爲排氣機。

(①) 29.

離心式排氣機的進氣與排氣氣流方向為何？①同方向②反方向③垂直④依作業場所特性做調整。

解 氣流流向與夜輪迴轉軸垂直，自葉輪圓心流入、沿葉輪邊緣切線方向流出。

(②) 30.

廚房設置之排油煙機為下列何者？①整體換氣裝置②局部排氣裝置③吹吸型換氣裝置④排氣煙函。

解 說明如 2-3 通風換氣裝置及其維護與安全衛生防護具，參考題庫第3題，廚房設置之排油煙機為局部排氣裝置。

(③) 31.

在穩定狀態時，作業場所空氣中有害物濃度與下列哪些參數無關？①有害物發散量②換氣量③作業場所氣積量④被排氣機輸入之空氣中有害物濃度。

解 穩定狀態時，作業場所空氣流動率相對降低，故與作業場所氣積量無關。

(④) 32.

電氣用手套之材質，下列何者最適當？①棉質②尼龍③石綿④橡膠。

解 絕緣手套又叫高壓絕緣手套，是用天**然橡膠**製成，以防止感電為目的。

(③) 33.

活線作業勞工應佩戴何種防護手套？①棉紗手套②耐熱手套③絕緣手套④防振手套。

解 說明如 2-3 通風換氣裝置及其維護與安全衛生防護具，參考題庫第 32 題，**活線（電器相關）作業勞工應佩戴絕**

緣手套。

(③) 34.

使用鑽孔機時，不應使用下列何護具？①耳罩②防塵口罩③棉紗手套④護目鏡。

> 解　**操作機器時不准帶（棉紗）手套、圍巾、長項鍊**，並穿著適當合身衣物，避免鑽床、電鑽捲入傷害。

(③) 35.

防塵口罩選用原則，下列敘述何者錯誤？①捕集效率愈高愈好②吸氣阻抗愈低愈好③視野愈小愈好④重量愈輕愈好。

> 解　視野若愈小會影響勞工作業的情形，恐增加危害之虞。

(①) 36.

關於手術口罩，下列敘述何者正確？①有色那一面一律朝外②有色那一面一律朝內③呼吸道患者應使有色那一面朝外，不是患者就使有色那一面朝內④有色那一面朝內朝外皆適宜。

> 解　白色織布主要為防止病毒，所以**應將有色的那一面一律朝外戴**。

(③) 37.

下列那種防護具較能消減噪音對聽力的危害？①耳塞②棉花球③耳罩④碎布球。

> 解　耳塞與耳罩皆對於削減噪音都有成效，**耳罩 > 耳塞**為主要削減噪音之防護具。

(①) 38.

安全帽承受巨大外力衝擊後，雖外觀良好，應採下列何種處理方式？①廢棄②繼續使用③送修④油漆保護。

> 解　為避免安全帽內部已恐損壞，**雖外觀無法判斷**，但安全帽因受衝擊後破壞**內部結構大幅降低防護力**，應立即廢

棄避免勞工或其他人再使用。

(④) 39.

防護具選用為預防職業病之第幾道防線？①第一道②第二道③第三道④最後一道。

解 要避免工作環境中的傷害，首應著重於能量發生源的改進，使危害的能量不存在於環境中，當無法改善發生源時，則改善能量散佈的環境，如增加與發生源接觸的距離。並且接受行政管理的安排，**最後使用個人防護具為最後的考量。**

(④) 40.

使用工作安全帶應儘可能著裝在身體何部位附近？①臀部②膝蓋③胸部④腰部。

解 腰帶（為繫腰式），現今主要以全身式背負式安全帶為主，細腰式僅適用於少數的作業方式。

(①) 41.

緊急淋眼沖淋器注意事項不包含下列何者？①水速度②水溫③水壓④水質。

解 水速度可控制，應注意水溫、水壓及水質這些。

(④) 42.

於使用空氣呼吸器時，應隨時確認殘存之空氣是在 20% 以上，或壓力指針在多少 kg/cm^2 以上？① 10 ② 15 ③ 20 ④ 30 kg/cm^2。

解 **應隨時確認殘存空氣在 20% 以上，或壓力指針在 30 kg/cm^2 以上。**

(③) 43.

呼吸防護具的濾清口罩防護係數為 20，表示該口罩能適用

於空氣中有害物濃度在幾倍容許濃度值以下之作業環境？
① 10 ② 15 ③ 20 ④ 100　倍。

解　防護係數（PF）：用以表示呼吸防護具防護性能之係
數，防護係數（PF）=1/（面體洩漏率＋濾材洩漏率）。
呼吸防護具的濾清口罩防護係數為 20，則表示該口罩能
適用於 20 倍容許濃度值以下之作業環境。

（　①　）44.

口罩如有 2 條套在腦後之頭帶，它應如何配戴？①交叉耳朵
後方②交叉於耳朵前方③平行於耳朵上下方④至少 1 條壓到
耳朵。

解　交叉耳朵後方此戴法，可以較固定於腦後，且較不影響
作業。

（　④　）45.

口罩濕了就該換，下列何者為其主要理由？①口罩外表層黏
住粉塵②口罩變重而佩戴不牢③口罩會溶解而破掉④導致更
多空氣從側邊進入口罩內。

解　口罩以密合度為主，口罩與臉部的縫隙越少越好，阻絕
病毒的效能才會好，故空氣從側邊進入口罩內為防止之
情形。

（　②　）46.

有關防毒面罩吸收罐使用之敘述何者不正確？①使用時間有
限制②使用時間無限制③對有毒氣體種類有使用限制④對空
氣中氣體濃度有限制。

解　勞工應注意防毒面具可能因為使用時間的長短，會影響
其吸收罐的壽命。當使用一段時間後聞到異味時的味
道，應立即判定為破出時間前，應立即離開該場所，更

換新的吸收罐，故使用時間上有限制。

(④) 47.

下列何者非為選用防毒口罩應留意事項？①須經檢定合格②面體完整密合度③面罩有廣闊視野④氣候因素。

解 關鍵詞氣候，故與防毒口罩選用無需要留意之事項。

(④) 48.

在缺氧危險而無火災、爆炸之虞之場所應不得戴用下列何種呼吸防護具？①空氣呼吸器②氧氣呼吸器③輸氣管面罩④濾罐式防毒面罩。

解 一、過濾式防毒面具適用於空氣中有毒氣體濃渡 <2%，或是氧氣濃度 >18% 的情況下使用。

二、各種過濾式防毒面具只能專防專用，不同型號濾毒藥罐只能防其對應的有毒氣體，不得隨意混雜使用。

(④) 49.

為防止輻射熱及保護手部，宜使用下列何者？①棉紗手套②橡膠手套③塑膠手套④石綿手套。

解 石綿的纖維具有柔軟，絕緣、絕熱、隔音、耐高溫、耐酸鹼、耐腐蝕和耐磨等特性，使用於輻射熱之保護作用。

(④) 50.

空氣呼吸器使用前應注意事項，下列敘述何者錯誤？①確認瓶內空氣量為充足②確認輸氣管有無破損③檢查面體與顏面之密合度是否良好④呼氣阻抗愈大代表呼吸愈佳。

解 呼氣阻抗愈大愈影響空氣呼吸器使用效度，故應**阻抗越小越佳**。

(③) 51.

自攜式呼吸防護具中，空氣呼吸器、氧氣呼吸器為下列何種

型式？①循環式②壓縮式③開放式④氧氣發生式。

解　自攜式呼吸防護具中，空氣呼吸器、氧氣等**呼吸器是一種自給開放式空氣呼吸器**，廣泛應用於消防、化工、船舶、石油、冶煉、倉庫、試驗室、礦山等部門，在濃煙、毒氣、蒸汽或缺氧等各種環境下也能安全有效地進行滅火，救災救護等工作。

（　①　）52.

進入含 3% 氯氣之室內作業場所，宜佩戴下列何種呼吸防護具？①供氣式呼吸防護具②有機溶劑吸收罐防毒面具③酸性氣體吸收罐防毒面具④防塵用呼吸防護具。

解　供氣式呼吸防護具使用時機於缺氧環境、濃度過高、無味不易察覺之有害或危害物狀態與濃度不明確之場所。

（　①　）53.

下列何者其目的為防止引起眼睛光度之傷害？①電弧熔接熔斷之有害光線②切削產生之切屑③處置溶劑之飛沫④磨床產生微細粉塵。

解　關鍵詞眼睛光度，故指針對產生對眼睛有害之紫外線、紅外線及強烈可見光之有害光線，應使用保護眼睛之個人眼部防護具。

（　③　）54.

使用防塵眼鏡應優先確認下列何者？①遮光度是否適當②可否防止氣體侵入③鏡片有否裂傷、破損④可否遮斷輻射熱。

解　關鍵詞眼鏡，故**應優先確認鏡片有否裂傷、破損**。

（　③　）55.

護目鏡應有下列何者？①厚鏡片②變色鏡片③側護片④彈簧耳掛。

解 側護片為防止異物從側面飛來撞擊眼部之危害。

(③) 56.

一般作業勞工戴用之安全帽多採用何種材質？①鋼鐵②輕金屬③合成樹脂④橡膠。

解 安全帽多採用合成樹脂材質製造而成。

2-4 急救與職業災害事故處理

1. 職業災害事故發生主要三大原因一覽表：

直接原因 （死亡，傷害、財產損失）	間接原因 （不安全行為與狀況）	基本原因 （管理不足）
勞工無法承受之非預期之能量或是有害物質釋出的危害接觸，導致罹災的結果。	1. 不安全的動作行為：勞工在不知、不願、不能、不理、粗心、遲鈍、失檢等行為導致罹災的要因。 2. 不安全環境或狀況：安全機能失效之機械設備、雇主未提供防護設備、勞工在不安全的環境下工作。	1. 雇主缺乏安全政策的決心：未訂定工作守則、無實施工作安全分析、未實施已發生災害之分析檢查及記錄、未實施自動檢查、未實施預防性保養、未提供必要之安全衛生相關器材。 2. 勞工管理上的不足：未適當選工配工、未實施教育訓練、未安排適當工作、未實施安全觀察、未確定其職責、未取得相關應有的資格證照。
一、不安全狀況或設備： 1. 失效防護的機械設備。 2. 建築物未達必要強度。 3. 電氣設備無絕緣或無防止感電設施。 4. 開口部未設置覆蓋、護欄等作業場所安全設施。 5. 有靜電產生之處所未設靜電消除設施。 6. 通風換氣不良之環境。 7. 管路、設備維護保養不良，因腐蝕、裂痕等致厚度、耐壓不足。	二、不安全動作： 1. 未依標準作業程序作業。 2. 未依安全衛生工作守則作業。 3. 未經許可擅入禁止進入危險之作業場所。 4. 無操作資格者操控機器設備。 5. 為操作便利，使安全裝置失效或拆除之，或未將防護設備歸位、不使用通風設施、個人防護具等。	三、不安全動作造成慢性影響之狀況： 1. 環境中有害化學物濃度過高，未加以排除，造成勞工吸入，可能導致各種神經、肝、腎、血液等病變之後果。 2. 化學物質使用完畢未立即加蓋造成不當揮發。 3. 機械設備等振動過強，長期操作導致神經傷害。 4. 環境中存有細菌、病毒、黴菌、真菌等生物性危害。

2. 職業災害事故發生原因調查步驟：

(1) 掌握災害狀況（確認事實）：

掌握災害發生狀況有關之人、物、管理及從作業開始經由時間序列到災害發生之經過。

(2) 發現問題點（掌握災害要因）：

災害要因指不安全動作、不安全狀態及安全衛生管理缺陷。決定發生災害之因素或問題點；因此，就第一項掌握之災害事實，依照事前訂定之法規、國家標準、規範或事業內安全衛生管理規章、SOP 等，確認災害要因。

(3) 決定根本問題點（決定災害原因）：

依據第二項掌握之災害要因相互關係或災害之影響程度，經充分檢討後決定直接原因，從構成直接原因之不安全動作、不安全狀態分析間接原因，至於形成間接原因之安全衛生管理缺陷為災害之基本原因。

(4) 樹立對策：

3. 常見之熱危害一覽表：

熱危害	症狀	處置對策
熱中暑	體溫調解機轉失能，體溫持續升高危及若干生命組織繼續發揮功能，因此造成體溫超過 40°C 以上，皮膚表面乾熱。同時有神經功能異常（如昏迷、休克等），輕微中暑的症狀為臉色發紅、口渴、頭暈、噁心、心悸和四肢無力，症狀惡化時加上胸悶、血壓下降。嚴重時即突然昏迷，死亡率會高達 80% 以上。	降低體表與體心溫度。
熱衰竭	高溫環境造成排汗過多，同時流失大量水分和鹽分等電解流失，體溫大多是正常或者是稍微上升。大腦皮質血液供應不足造成虛脫狀態。有頭痛、虛弱、無力、噁心、嘔吐、蒼白，嚴重時會躁動、休克，甚至昏迷。由於患者中心體溫不會超過 40°C，盡快補充水分和電解質，死亡危險很低。	保暖以增進體心溫度。

熱危害	症狀	處置對策
熱痙攣	是指在高溫環境大量流汗時，因為鹽分流失造成四肢出現肌肉痙攣的現象。導致血液電解質濃度過低導致隨意肌肉痙攣，俗稱抽筋，可能會有呼吸困難，少數案例有死亡的風險。	充分提供飲水及食鹽。
失水	因流汗使水份流失，體液電解質濃度增高。失水時常有鈉、鉀和其他電解質的丟失。一般在兒科提出失水，常見的原因多為腹瀉、嘔吐或進奶量嚴重不足、腸胃吸收不良及發熱大量出汗損失等。	充分提供飲水及食鹽。

4. 燒傷急救口訣一覽表：

叫叫 CABD	
順序及名稱	**方法**
沖	先用冷水小力地沖傷口 20～30 分鐘，同時打 119。
脫	輕脫掉傷口上的衣褲，脫不下來不勉強。
泡	冷水泡 20～30 分鐘就好，若碰到化學藥劑，不可以泡水。
蓋	蓋上乾淨的紗布、衣服或毛巾在傷口上。
送	快送到醫院進行治療。

5. 衛生福利部之最新 CPR 口訣一覽表：

叫叫 CABD	
順序及名稱	**方法**
叫：第 1 叫。	呼叫病人，確定其有無意識、有無呼吸。
叫：第 2 叫。	高聲求救：打 119、拿 AED。
C（Circulation）：按壓胸部。	按壓 30 下。
A（Airway）：維持呼吸道通暢。	打開呼吸道，維持呼吸道通暢。
B（Breathing）：進行人工呼吸。	人工呼吸兩次，看施救者意願。
D（Defibrillation）：AED。	使用自動體外心臟去纖維性顫動法。

6. 衛生福利部之洗手五步驟一覽表：

洗手五步驟	
順序及名稱	方法
濕	在水龍頭下把手淋濕，抹上肥皂。
搓	擦上肥皂仔細搓洗手心、手背、指甲、指縫達20秒以上。
沖	將雙手沖洗乾淨。
捧	雙手捧水將水龍頭沖洗乾淨，關閉水龍頭。
擦	用擦手紙將雙手擦乾淨。

7. 內政部消防署滅火器使用口訣一覽表：

滅火器口訣	
順序及名稱	方法
拉（插梢）	提起滅火器後，將安全插梢「旋轉並拉開」。
瞄（火源）	握住皮管噴嘴後，瞄準火源底部。
壓（握把）	用力握下手壓柄（壓到底），朝向火源根部噴射。
掃（向火源左右噴灑）	雙左右移動掃射後，持續監控並確定火源熄滅。

8. 常見的急救處理原則一覽表：

急救處理原則		
急救就是在醫師治療前，對患者做緊急措施。以減輕患者之痛苦，防止傷處惡化，協助挽救生命。		
種類	原因	急救方法
頭部受傷	交通事故 重物擊中 跌倒 碰撞	使患者平躺，頭部墊高，臉偏向一側。 保持頭部安寧，絕勿動搖。 保護頸部使用固定器。 最好冷敷頭及頸部。 若有出血應即止血，以消毒敷料覆蓋。

種類	原因	急救方法
嚴重外傷	交通事故 機械傷害 切傷 跌傷	止血。 注意休克。 避免傷口污染。 緊急送醫。
電　擊	電線斷落 使用電器不慎 過於接近高壓電地區 雷雨時在曠野中行走	切斷電源。 用長乾棍子、乾繩子、乾衣物等將傷者與電路分開。 施予人工呼吸、心臟按摩。 緊急送醫。
骨　折	交通事故 機械傷害 跌倒	固定患處二端關節。 冷敷痛處，注意休克。 若有出血應先止血，以消毒敷料覆蓋。 若骨骼已突出，不要推回。 儘速送醫。
灼　傷	火災 不慎燒傷 不慎燙傷	立刻用水沖洗或浸入乾淨冷水中。 表皮紅腫或稍微起泡的，以乾淨布料蓋（不要弄破水泡），送醫診治。 表皮嚴重損傷，傷及內部組織，或灼傷範圍較大者以乾淨衣物、被單、毛毯包裹，緊急送醫，注意休克。
昏　倒	目睹受傷或流血 過度疲勞或站立過久 在通風不良場所過久	使患者平躺，頭部放低。 鬆開衣襟。 送醫診治。

【參考題庫】

(③) 1.

某一事故，雖然沒有造成損失，但顯示其潛在可能造成傷害或損失的事故，稱之為下列何者？①輕微事故②急救事故③虛驚事故④重大事故。

解 未對人員、設備或環境造成不良影響之偶發事件，也就是說原本可能造成有害結果，但卻**未發生意外事故，亦可稱為虛驚事故**。

(①) 2.

造成事故的危害因子，除人的因素、物料因素、環境因素外，尚包括下列何種因素？①設備因素②客戶因素③品質因素④成本因素。

解 人員、機械設備、物料、方法、環境等，為防範處理時易造成事故的發生。

(③) 3.

不安全動作、不安全設備是屬於職業災害發生的何種原因？①基本原因②直接原因③間接原因④沒有原因。

解 間接原因主要以不安全動作、不安全設備或是狀況等。

(①) 4.

職業災害發生，若為安全衛生管理不良，屬下列何種原因？①基本原因②直接原因③間接原因④天災。

解 **基本原因通常指雇主對於人為與環境因素的管理缺陷，**如未實施自動檢查、為給予人員安全衛生教育訓練、或無操作資格證之人員操作機械或設備。

（　③　）5.

職業災害發生，因不安全狀況與不安全行為，屬下列何種原因？①基本原因②直接原因③間接原因④天災。

解 職業災害發生之原因，**可分為直接原因、間接原因與基本原因**。而間接原因再分成兩因素，不安全行為與不安全環境或狀況。

（　④　）6.

職業災害發生模式中，以某一要素為基本原因，由此一要素衍生另一新要素，各要素分別為次一要素之原因，由此等要素間連鎖發展並逐次擴大規模形成災害，此為下列何種模式？①集中型②複合型③聚合型④連鎖型。

解 關鍵詞為連鎖發展，可得知為連鎖型模式。

（　③　）7.

職業災害調查處理，對於設備故障未修理及維修不良之不安全狀態，屬下列何者？①設備之放置、作業場所的缺陷②設備之防護措施的缺陷③設備本身的缺陷④防護具、服裝等的缺陷。

解 設備故障未修理及維修不良之不安全狀態，而造成設備本身的缺陷。

（　②　）8.

對於危險物品混合存放之不安全動作，屬下列何者？①使安全裝置失效②製造危險之狀態③定點存放④安全措施不履行。

解 危險物品混合存放之不安全動作。因為未考慮到場所安全問題，會導致所放的區域產生不安全的危險狀態。

（　④　）9.

有關職業災害調查處理，下列何者非屬災害原因之調查步

驟？①掌握災害狀況②發現問題點③根本問題點④評價。

解　應將評價改爲**樹立對策**，來防止同樣或類似災害再發生。

（　②　）10.

職業災害統計，有關失能傷害頻率計算公式，下列何者正確？①失能傷害人次數乘以 10^6 乘以總經歷工時②失能傷害人次數乘以 10^6 除以總經歷工時③總損失日數乘以 10^6 乘以總經歷工時④總損失日數乘以 10^6 除以總經歷工時。

解　失能傷害頻率（FR）=（失能傷害人次數 $\times 10^6$）/ 總經歷工時。

（　③　）11.

勞工發生職業傷害在一次事故中，有一手指截斷，失去原有機能，依規定爲下列何種職業傷害類型？①暫時全失能②永久全失能③永久部分失能④輕傷害事故。

解　指除死亡、永久全失能之外的任何傷害，足以造成肢體之任何一部分完成失去或失去其機能者，稱之爲永久部分失能。

（　③　）12.

截斷食指第二骨節之傷害損失日數爲 200 日，某事故使一位勞工之食指的中骨節發生機能損失，經醫生證明有 50% 的僵直，則其傷害損失日數爲多少日？① 200 ② 150 ③ 100 ④ 50 日。

解　關鍵詞爲 50% 的僵直，故 200 日的一半爲 100 日。

（　④　）13.

勞工因工作傷害雙目失明，依國家標準（CNS）其損失日數爲多少日？① 3000 ② 4000 ③ 5000 ④ 6000　日。

解　指除死亡之外的任何傷害，足以使受傷者造成永久完全

喪失工作能力，或在一次災害中損失，或失去其機能
者。一隻眼睛（3000 日）及一隻手（3000 日），手臂或
腿或足（各 3000 日）。故雙目為 6000 日。

（　①　）14.

所謂失能傷害係指損失日數在多少日以上？① 1 ② 2 ③ 3 ④ 4
日。

解 指受傷人未死亡亦未永久失能，但不能繼續其正常工作
必須休班離開工作場所，損失時間在一日以上，暫時不
能恢復工作者。

（　④　）15.

勞工在一次事故中受傷使雙眼失明是屬下列何者？①輕傷害
②暫時全失能③永久部分失能④永久全失能。

解 說明如 2-4 急救與職業災害事故處理，參考題庫第 12
題，雙眼失明是屬永久全失能。

（　③　）16.

我國失能傷害嚴重率係指多少工作時數所發生之失能損失日
數？①一萬②十萬③百萬④千萬。

解 失能傷害嚴重率 SR：每百萬經歷工時中，所有失能傷害
總損失日數（小數點以下不計）。

（　①　）17.

下列何者不屬於永久部分失能？①損失牙齒②一隻眼睛失能
③一隻手臂失能④一隻小腿截斷。

解 下列各項不能列為永久部分失能：可醫好的小腸疝氣、
損失手指甲或足趾甲、損失指尖，而不傷及骨節者、損
失牙齒、體形破相、不影響身體運動之扭傷或挫傷、手
或足簡單破裂及受傷不造成機障或影響者。

（　③　）18.

勞動基準法計算職業災害補償引用「平均工資」一詞，係指災害發生之當日前多久期間內所得工資總額除以該期間之總日數所得之金額？① 1 個月② 3 個月③ 6 個月④ 1 年。

解　勞動基準法第 2 條第 4 款：

平均工資：指計算**事由發生之當日前 6 個月**內所得工資總額除以該期間之總日數所得之金額。

（　③　）19.

勞工工作時手部嚴重受傷，住院醫療期間公司應按下列何者給予職業災害補償？①前 6 個月平均工資②前 1 年平均工資③原領工資④基本工資。

解　勞動基準法第 59 條第 2 款：

勞工在醫療中不能工作時，雇主應按其**原領工資數額予以補償**。

但醫療期間屆滿 2 年仍未能痊癒，經指定之醫院診斷，審定為喪失原有工作能力，且不合第三款之失能給付標準者，雇主得一次給付 40 個月之平均工資後，免除此項工資補償責任。

（　①　）20.

對於職業災害之受領補償規定，下列敘述何者正確？①受領補償權，自得受領之日起，因 2 年間不行使而消滅②勞工若離職將喪失受領補償③勞工得將受領補償權讓與、抵銷、扣押或擔保④須視雇主確有過失責任，勞工方具有受領補償權。

解　勞動基準法第 61 條：

第 59 條之受領補償權，自得受領之日起，**因 2 年間不行使而消滅**。

受領補償之權利，不因勞工之離職而受影響，且不得讓與、抵銷、扣押或供擔保。

勞工或其遺屬依本法規定受領職業災害補償金者，得檢具證明文件，於金融機構開立專戶，專供存入職業災害補償金之用。

（　③　）21.

下列何者屬非失能傷害？①死亡②永久全失能③輕傷害④暫時全失能。

解　**輕傷害為非失能傷害**，因為損失工作日未達一日之傷害。

（　①　）23.

職業災害統計，有關失能日數之損失日數，下列何者為非？①受傷當日②受傷後經過之星期日③受傷後經過之休假日④受傷後經過之工廠停工日。

解　失能日數係指受傷人暫時不能恢復工作之日數，其總損失日數不包括受傷當日及恢復工作當日，包括中間所經過之日數（含假日或事業單位停工日）。

（　①　）24.

勞動場所發生職業災害，災害搶救中第一要務為何？①搶救罹災勞工迅速送醫②搶救材料減少損失③災害場所持續工作減少損失④ 24 小時內通報勞動檢查機構。

解　首要任務應搶救罹災勞工迅速送醫。

（　①　）25.

有關事業單位工作場所發生勞工死亡職業災害之處理，下列敘述何者為非？①於當月職業災害統計月報表陳報者，得免 8 小時內報告②非經許可不得移動或破壞現場③應於 8 小時內報告檢查機構④事業單位應即採取必要措施。

解 事業單位工作場所發生勞工死亡，**應於應於 8 小時內報告檢查機構**，不得拖延至月報時陳報。

(③) 26.

下列何者非屬於工作場所作業會發生墜落災害的潛在危害因子？①開口未設置護欄②未設置安全之上下設備③未確實戴耳罩④屋頂開口下方未張掛安全網。

解 未確實戴耳罩**應為噪音危害之潛在危害因子**，非墜落災害之潛在危害因子。

(②) 27.

如果發現某勞工昏倒於一曾置放醬油之儲槽中，下列何措施不適當？①打 119 電話②未穿戴防護具，迅速進入搶救③準備量測氧氣濃度④準備救援設備。

解 **勞工昏倒於儲槽，很有可能為缺氧導致**，故未穿戴防護具，迅速進入搶救反而可能因為氣濃度不足，搶救人員進入後也造成缺氧而昏迷昏倒等現象，造成更多的罹災者。

(①) 28.

對於化學燒傷傷患的一般處理原則，下列何者正確？①立即用大量清水沖洗②傷患必須臥下，而且頭、胸部須高於身體其他部位③於燒傷處塗抹油膏、油脂或發酵粉④使用酸鹼中和。

解 化學性燒傷時，應立即除去沾有化學物品之衣服，必要時剪開衣物減少化學物品接觸皮膚的面積。**立即用大量清水沖洗至少 30 分**，以降低皮膚表面的化學劑濃度。請勿浸泡，避免危及沒有被化學物品波及的皮膚，最後用乾淨的紗布覆蓋患部後立即就醫。

（　③　）29.

眼內噴入化學物或其他異物，應立即使用下列何者沖洗眼睛？①牛奶②蘇打水③清水④稀釋的醋。

解　立即用大量清水沖洗爲其首要急救原則。

（　①　）30.

減輕皮膚燒傷程度之最重要步驟爲何？①儘速用清水沖洗②立即刺破水泡③立即在燒傷處塗抹油脂④在燒傷處塗抹麵粉。

解　立即用大量清水沖洗爲其首要急救原則。

（　①　）31.

中暑死亡率遠高於熱衰竭，因此需要分辨兩者徵狀，下列哪些非屬於中暑徵狀？①臉色蒼白而非潮紅②皮膚表面乾熱而非濕冷③體溫上升到攝氏 41 度④脈搏快而強慢慢轉快而弱。

解　臉色蒼白而非潮紅，可能爲熱衰竭。

（　①　）32.

關於急救，下列敘述哪些有誤？①爲預防傷口感染應立即塗抹藥膏②暈倒是一種神經系統反應，腦部血液循環不足，故臉色蒼白③傷口止血包紮時，須先將無菌敷料覆蓋傷口，並固定之，以防傷口污染發炎④任何嚴重傷害，均可能導致休克，故應給予預防休克處理。

解　不可立即塗抹藥膏，應先將傷口清潔乾淨後，再塗抹藥膏。

（　①　）33.

關於急救，下列敘述何者正確？①下肢骨折的傷患經急救固定後，最好用擔架搬運②被虎頭蜂螫到後，應儘速除去螫針③成人心肺復甦術，胸外按壓速率每分鐘約 90 次④遇有骨折或脫臼時，應速將受傷部位復位，再固定。

> 解 選項②立即除去螫針有可能擠出毒液，讓毒液滲入受傷
> 部位。選項③成人心肺復甦術，胸外按壓速率每分鐘至
> 少 100 次。選項④不得對受傷部位移動或復位，避免二
> 次傷害。

(②) 34.

關於急救，下列敘述哪些有誤？①前臂嚴重出血，以直接加
壓並抬高過心臟仍流血時，可壓迫近心端肱動脈止血②強
酸、強鹼中毒時，應立即給患者喝大量水以稀釋毒物並進行
催吐③休克是人的有效血循環量不足的一種情況，它會造成
組織與器官血液灌注不足，因而影響細胞功能④包紮時，須
先將無菌敷料覆蓋傷口，並固定之，以防傷口污染發炎。

> 解 強酸、強鹼中毒時不得進行催吐避免造成消化道二次傷
> 害。

(③) 35.

下列對於感電電流流過人體的現象之敘述何者有誤？①痛覺
②強烈痙攣③血壓降低、呼吸急促、精神亢奮④顏面、手腳
燒傷。

> 解 電流通過心臟會引起心室纖維性顫動，造成血液循環中
> 斷而導致死亡。電流會引致中樞神經失調而導致死亡。
> 電流通過頭部會使人腦嚴重損壞，昏迷而導致死亡。電
> 流通過脊椎會使人癱瘓。

(④) 36.

一氧化碳中毒時，不宜採取下列何種措施？①保持患者呼吸
道通暢②給予患者保暖③儘早給予吸入氧氣④頻詢問患者。

> 解 一氧化碳是一種無色無味無刺激性氣體，故當發現中毒
> 時，可能手腳與意識已經模糊了！不應頻詢患者，應立

即將患者安置在其他安全場所，給予吸入氧氣、保持患者呼吸道通暢保暖等。

(②) 37.

對於食入性中毒患者，下列何種狀況宜給予催吐？①已昏迷②誤食大量安眠藥③口腔或咽喉部有疼痛或灼熱感④誤食腐蝕性物質。

解 除以上選項誤食大量安眠藥可給予催吐外。已昏迷、食入為腐蝕性或揮發性油類中毒患者禁止催吐，切勿勉強刺激催吐，以防嘔吐物誤入氣管。

(④) 38.

下列何者不是急救的目的？①維持呼吸功能②維持血液循環功能③防止傷情惡化④施予治療。

解 急救就是在醫師治療前，對患者做緊急措施。以減輕患者之痛苦，防止傷處惡化，協助挽救生命。

(④) 39.

依衛生福利部公告的 2015 民眾版心肺復甦術參考指引摘要表，心肺復甦術（CPR）之胸部按壓，每分鐘應該要幾次？① 1～2 ② 12～15 ③ 72 ④ 100～120　次。

解 成人壓胸深度 5 公分到 6 公分，**壓胸頻率：每分鐘 100-120 下**，壓胸儘量勿中斷，每次按壓後，要讓胸部完全回彈。

(②) 40.

施行心肺復甦術，按壓與吹氣次數比為何？① 30：1 ② 30：2 ③ 15：1 ④ 15：2。

解 **30:2 之胸部按壓與人工呼吸**，直到患者有動作或正常呼吸時。亦可救護人員抵達交接後，停止施行心肺復甦術。

(①) 41.

依衛生福利部公告的 2015 民眾版心肺復甦術參考指引摘要表，下列胸部按壓口訣，何者之內容依年齡而有所不同？①用力壓②快快壓③胸回彈④莫中斷。

解 2015 民眾版心肺復甦術參考指引摘要表：

步驟、動作 \ 對象	成人 ≧ 8 歲	兒童 1-8 歲	嬰兒（新生兒除外）< 1 歲
(C) 胸部按壓 Compressions	按壓位置：胸部兩乳頭連線中央		胸部兩乳頭連線中央之下方
	用力壓 **5 至 6 公分**	**至少胸廓深度 1/3，勿超過 6 公分**	**至少胸廓前後徑 1/3**
	快快壓 100 至 120 次 / 分鐘		
	胸回彈 確保每次按壓後完全回彈		
	莫中斷 儘量避免中斷，中斷時間不超過 10 秒		

(④) 42.

衛生單位推動之民眾版簡易 CPR，與正式 CPR 相較，主要省略下列何者？①求救②胸部按壓③檢查意識④人工呼吸。

解 施救者若**意願給予患者人工呼吸者時可實施**，若施救者不願意跟患者口對口做人工呼吸可以省略。

(④) 43.

目前衛生福利部公告之 CPR 口訣為何？①叫 ABC ②叫叫 ABC ③叫叫 ABCD ④叫叫 CABD。

解 CPR 的操作步驟主要可以囊括成「**叫叫 CABD**」。

（　③　）44.

實施 CPR 前應先打什麼電話號碼？① 110 ② 112 ③ 119 ④親人手機。

解 應先打 **119** 電話號碼。

（　②　）45.

依 CPR 口訣，在進行下列何動作時要去找 AED？①第 1 個叫②第 2 個叫③ A ④ D。

解 應於第 **2** 個叫時要去找 **AED**。

（　③　）46.

關於急救用 AED，下列敘述何者有誤？①台灣已經依撒瑪利亞好人法（Good Samaritan）精神立法，救人者不用負法律責任② AED 特別設計給非醫護人員使用於心臟驟停突發事件的急救上③有受過 AED 訓練的人才可以依 AED 指示來操作救人④台灣已經有 Android 及 iOS 都可下使用的「全民急救 AED」app，即時有效掌握全台各公共場所 AED 的位置。

解 **AED，它好似『傻瓜機』不一定要受過訓練才能使用，**因為有圖示輔助說明，並且 AED 能夠自動偵測和分析患者的心律，判斷是否需要電擊。

（　③　）47.

對於面部潮紅之休克患者進行急救時，應使患者採何種姿勢為宜？①使頭偏向一側②兩腳墊高約 30 度③抬高頭部④採用頭低位。

解 1. 移至通風處，解開衣物束縛，**並將患者頭肩部墊高**。

2. 儘快降低體溫，可用毛巾浸冷水拍拭全身。

3. 清醒患者，可供給鹽水（或運動飲料）。

4. 中暑死亡率高，應立即向 119 求援，儘快送醫。

(③) 48.

受傷嚴重部位如以止血帶止血，於送醫途中，應每隔幾分鐘將止血帶鬆開一次，以防止造成傷害？① 5 ② 10 ③ 15 ④ 20 分鐘。

解 止血帶用於四肢大出血急救時簡單、有效的止血方法，它利用壓迫血管阻斷血行來達到止血目的。因此不得一直壓迫著，可能造成肢體缺血、壞死，引發殘廢，**應每隔 15 分鐘將止血帶鬆開一次放鬆 10～15 秒**。

(②) 49.

腐蝕性化學物質灼傷眼睛時，最好先使用大量水至少沖洗多少時間以上再送醫？① 5 分鐘② 15 分鐘③ 1 小時④ 2 小時。

解 被化學物質噴到眼睛後，應立即以大量清水沖洗，若可以將眼皮撐開愈大愈好，使化學物質能確實從眼沖洗出來，**沖洗至少 15 分鐘以上**。

(①) 50.

未破皮的灼傷急救，下列何者為最正確的處理方式？①儘快施以沖、脫、泡、蓋、送處理②以乾淨的布類覆蓋灼傷處，儘快送醫③將傷側朝下，用大量水慢慢沖洗處理，再用敷料等包紮後送醫④於灼傷處暫時塗抹消炎粉等急救藥物，再送醫。

解 **儘快施以沖、脫、泡、蓋、送處理**。

(④) 51.

肢體被截斷時，下列處理何者不適當？①控制出血情形②預防傷口感染③截肢以生理鹽水濕潤的紗布包住，連同病患送醫④截肢不必處理，連同患者送醫。

解 正確方式為立即用清水將斷肢及傷口清洗，減緩細菌生

長速度，切記不可將斷肢浸泡於水中，避免傷口感染。
然後將斷肢放入潔淨的膠袋內，用另一容器如膠盒或膠
袋盛載冰塊，然後把連膠袋的斷肢放去。勿將截斷肢體
與冰塊直接接觸以防凍傷。最後把傷者及斷肢一併送院。

(①) 52.

骨折急救時，下列何者不可充當副木使用？①衣服②雨傘③
枴杖④木板。

解　副木功能如下：

1. 固定關節，支持骨折，以助其癒合。

2. 保護受傷的組織，限制不想要的動作。

3. 取代無力的肌力。

4. 避免關節變形加劇以及擺位預防疤痕的攣縮。

(④) 53.

扭傷或拉傷部位，若有腫脹情形，最適當的立即處理方式為
何？①按摩②熱敷③推拿④冷敷。

解　應於 24 小時內，患處可使用冷敷，但不可將冰塊直接置
於皮膚上，需用毛巾或手帕墊於患處，（24～48 小時之
間冷敷）48 小時後再熱敷。

(④) 54.

心肺復甦術之實施程序下列何者有誤？①利用上半身施壓②
使受災者仰躺於軟地面③不按壓兩乳頭連線中央之處④按壓
與吹氣的比例為按壓 15 次，吹 2 口氣。

解　按壓與吹氣的比例為**按壓 30 次，吹 2 口氣**。

第三章 有害作業主管專業課程精華彙整

3-1 有機溶劑作業主管相關法規及精選參考題庫

【有機溶劑中毒預防規則】

1. 從事有機溶劑有關適用作業之事業一覽表：

> (1) 製造有機溶劑或其混存物過程中，從事有機溶劑或其混存物之過濾、混合、攪拌、加熱、輸送、倒注於容器或設備之作業。
>
> (2) 製造染料、藥物、農藥、化學纖維、合成樹脂、染整助劑、有機塗料、有機顏料、油脂、香料、調味料、火藥、攝影藥品、橡膠或可塑劑及此等物品之中間物過程中，從事有機溶劑或其混存物之過濾、混合、攪拌、加熱、輸送、倒注於容器或設備之作業。
>
> (3) 使用有機溶劑混存物從事印刷之作業。
>
> (4) 使用有機溶劑混存物從事書寫、描繪之作業。
>
> (5) 使用有機溶劑或其混存物從事上光、防水或表面處理之作業。
>
> (6) 使用有機溶劑或其混存物從事為粘接之塗敷作業。
>
> (7) 從事已塗敷有機溶劑或其混存物之物品之粘接作業。
>
> (8) 使用有機溶劑或其混存物從事清洗或擦拭之作業。但不包括第12款規定作業之清洗作業。
>
> (9) 使用有機溶劑混存物之塗飾作業。但不包括第12款規定作業之塗飾作業。
>
> (10) 從事已附著有機溶劑或其混存物之物品之乾燥作業。
>
> (11) 使用有機溶劑或其混存物從事研究或試驗。
>
> (12) 從事曾裝儲有機溶劑或其混存物之儲槽之內部作業。但無發散有機溶劑蒸氣之虞者，不在此限。
>
> (13) 於有機溶劑或其混存物之分裝或回收場所，從事有機溶劑或其混存物之過濾、混合、攪拌、加熱、輸送、倒注於容器或設備之作業。
>
> (14) 其他經中央主管機關指定之作業。

2. 密閉設備：指密閉有機溶劑蒸氣之發生源使其蒸氣不致發散之設備。

3. 局部排氣裝置：指藉**動力強制吸引**並排出已發散有機溶劑蒸氣之設備。

4. 整體換氣裝置：指藉**動力稀釋**已發散有機溶劑蒸氣之設備。

5. 通風不充分之室內作業場所：指室內對外開口面積未達**底面積之 1/20 以上或全面積之 3% 以上者**。

6. 作業時間短暫：指雇主使**勞工每日作業時間在 1 小時以內**。

7. 臨時性之有機溶劑作業：指正常作業以外之有機溶劑作業，其作業期間**不超過 3 個月且 1 年內不再重覆者**。

8. 有機溶劑：本規則所稱之有機溶劑指附表一規定之有機溶劑，其分類如下：

有機溶劑	分類	備註
第一種	(1) 三氯甲烷 (2)1,1,2,2- 四氯乙烷 (3) 四氯化碳 (4)1,2- 二氯乙烯 (5)1,2- 二氯乙烷 (6) 二硫化碳 (7) 三氯乙烯 (8) 僅由 1 至 7 列舉之物質之混合物。	毒性： 1. 依序第一種＞第二種＞第三種 記憶法： 1. 第一種與第三種有機溶劑各為 7 種。 2. 第三種有機溶劑關鍵詞為「油」。 3. 第一種有機溶劑除二硫化碳關鍵詞「氯」。 4. 熟記第一種的氯，其他均物質均為第二種有機溶劑。
第二種	(1) 丙酮 (2) 異戊醇 (3) 異丁醇 (4) 異丙醇 (5) 乙醚 (6) 乙二醇乙醚 (7) 乙二醇乙醚醋酸酯 (8) 乙二醇丁醚 (9) 乙二醇甲醚 (10) 鄰 - 二氯苯 (11) 二甲苯（含鄰、間、對異構物）(12) 甲酚 (13) 氯苯 (14) 乙酸戊酯 (15) 乙酸異戊酯 (16) 乙酸異丁酯 (17) 乙酸異丙酯 (18) 乙酸乙酯 (19) 乙酸丙酯 (20) 乙酸丁酯 (21) 乙酸甲酯 (22) 苯乙烯 (23)1.4. 二氧陸圜 (24) 四氯乙烯 (25) 環己醇 (26) 環己酮 (27)1- 丁醇 (28)2- 丁醇 (29) 甲苯 (30) 二氯甲烷 (31) 甲醇 (32) 甲基異丁酮 (33) 甲基環己醇 (34) 甲基環己酮 (35) 甲丁酮 (36)1,1,1- 三氯乙烷 (37)1,1,2- 三氯乙烷 (38) 丁酮 (39) 基甲醯胺 (40) 四氫呋喃 (41) 正己烷 (42) 僅由 1 至 41 列舉之物質之混合物。	
第三種	(1) 汽油 (2) 煤焦油精 (3) 石油醚 (4) 石油精 (5) 輕油精 (6) 松節油 (7) 礦油精 (8) 僅由 1 至 7 列舉之物質之混合物。	

9. 有機溶劑混存物：指有機溶劑與其他物質混合時，所含之**有機溶劑佔其重量 5% 以上者**，其分類如下：

(1) 第一種有機溶劑混存物：指有機溶劑混存物中，含有第一種有機溶劑佔該混存物重量 5% 以上者。

(2) 第二種有機溶劑混存物：指有機溶劑混存物中，含有第二種有機溶劑或第一種有機溶劑及第二種有機溶劑之和佔該混存物重量 5% 以上而不屬於第一種有機溶劑混存物者。

(3) 第三種有機溶劑混存物：指第一種有機溶劑混存物及第二種有機溶劑混存物以外之有機溶劑混存物。

10. 常見有機溶劑混存物之範例（**5% 為判斷基準值**）：

第一種有機溶劑	第二種有機溶劑	第三種有機溶劑	屬於
6%	7%	87%	第一種有機溶劑
7%	6%	3%	
4%	**5%**	3%	第二種有機溶劑
3%	**9%**	88%	
1%	2%	**2%**	第三種有機溶劑
1%	3%	**90%**	

11. 儲槽等：指下列之一之作業場所：

(1) 儲槽之內部 (2) 貨櫃之內部 (3) 船艙之內部 (4) 凹窪之內部 (5) 坑之內部 (6) 隧道之內部 (7) 暗溝或人孔之內部 (8) 涵箱之內部 (9) 導管之內部 (10) 水管之內部 (11) 其他經中央主管機關指定者。

12. 雇主使勞工於下列規定之作業場所作業，應依下列規定，設置必要之控制設備：

有機溶劑	場所	設備
第一種	室內作業場所或儲槽等之作業場所。	一、密閉設備。 二、局部排氣裝置。 （**毒性大、不得用整體換氣裝置**）。

有機溶劑	場所	設備
第二種	室內作業場所或儲槽等之作業場所。	一、密閉設備。 二、局部排氣裝置。 三、整體換氣裝置。
第三種	儲槽等之作業場所或通風不充分之室內作業場所。	一、密閉設備。 二、局部排氣裝置。 三、整體換氣裝置。

13. 於室內作業場所（通風不充分之室內作業場所除外），從事有機溶劑或其混存物之作業時，1 小時作業時間內有機溶劑或其混存物之消費量不超越容許消費量者。

14. 於儲槽等之作業場所或通風不充分之室內作業場所，從事有機溶劑或其混存物之作業時，1 日間有機溶劑或其混存物之消費量不超越容許消費量者。

15. 雇主設置之局部排氣裝置及吹吸型換氣裝置，應於作業時間內有效運轉，**降低**空氣中有機溶劑蒸氣濃度至勞工作業場所**容許暴露標準以下**。

16. 雇主設置之局部排氣裝置、吹吸型換氣裝置或整體換氣裝置，於有機溶劑作業時，**不得停止運轉**，裝置之處所，**不得阻礙其排氣或換氣功能，使之有效運轉**。

17. 雇主設置之局部排氣裝置之氣罩及導管，應依下列之規定：

    (1) **氣罩應設置於每**一有機溶劑蒸氣**發生源**。

    (2) 外裝型氣罩**應儘量接近**有機溶劑蒸氣**發生源**。

    (3) 氣罩應視作業方法、有機溶劑蒸氣之擴散狀況及有機溶劑之比重等，選擇適於吸引該有機溶劑蒸氣之型式及大小。

    (4) **應儘量縮短導管長度**、**減少彎曲數目**，且應於適當處所設置**易於清掃**之清潔口與測定孔。

18. 雇主設置有空氣清淨裝置之局部排氣裝置，**其排氣機應置於空氣清淨裝置後之位置**。但不會因所吸引之有機溶劑蒸氣引起爆炸且排氣機無

腐蝕之虞時，不在此限。

19. 雇主設置之整體換氣裝置之送風機、排氣機或其導管之開口部，應儘量接近有機溶劑蒸氣發生源。

20. 雇主設置之局部排氣裝置、吹吸型換氣裝置、整體換氣裝置或排氣煙囪等之排氣口，應直接向大氣開放。對未設空氣清淨裝置之局部排氣裝置（限設於室內作業場所者）或排氣煙囪等設備，**應使排出物不致回流至作業場所**。

21. 雇主設置之密閉設備、局部排氣裝置、吹吸型換氣裝置或整體換氣裝置，**應由專業人員妥為設計**，並維持其有效性能。

22. 雇主使勞工從事有機溶劑作業時，對有機溶劑作業之室內作業場所及儲槽等之作業場所，實施通風設備運轉狀況、勞工作業情形、空氣流通效果及有機溶劑或其混存物使用情形等，**應隨時確認並採取必要措施**。

23. 雇主使勞工從事有機溶劑作業時，應指定現場主管擔任有機溶劑作業主管，從事監督作業。**但從事使用有機溶劑或其混存物從事研究或試驗作業時**，得免設置有機溶劑作業主管。

24. 雇主應使有機溶劑作業主管實施下列監督工作：

    (1) 決定作業方法，並指揮勞工作業。

    (2) 實施通風設備運轉狀況、勞工作業情形、空氣流通效果及有機溶劑或其混存物使用情形等。但雇主指定有專人負責者，不在此限。

    (3) 監督個人防護具之使用。

    (4) 勞工於儲槽之內部作業時，確認儲槽之內部從事有機溶劑作業時規定之措施。

    (5) 其他為維護作業勞工之健康所必要之措施。

25. 雇主使勞工於儲槽之內部從事有機溶劑作業時，應依下列規定：

    (1) 派遣有機溶劑作業主管從事監督作業。

    (2) 決定作業方法及順序於事前告知從事作業之勞工。

(3) 確實將有機溶劑或其混存物自儲槽排出，並應有防止連接於儲槽之配管流入有機溶劑或其混存物之措施。

(4) 前款所採措施之**閥、旋塞應予加鎖或設置盲板**。

(5) 作業開始前應全部開放儲槽之人孔及其他無虞流入有機溶劑或其混存物之開口部。

(6) 以水、水蒸汽或化學藥品清洗儲槽之內壁，並將清洗後之水、水蒸氣或化學藥品排出儲槽。

(7) **應送入或吸出 3 倍於儲槽容積之空氣**，或以水灌滿儲槽後予以全部排出。

(8) 應以測定方法確認儲槽之內部之有機溶劑濃度未超過容許濃度。

(9) 應置備適當的救難設施。

(10) 勞工如被有機溶劑或其混存物污染時，應即使其離開儲槽內部，並使該勞工清洗身體除卻污染。

26. 雇主使勞工從事下列作業時，應供給該作業勞工輸氣管面罩，並使其確實佩戴使用：

(1) 從事曾裝儲有機溶劑或其混存物之儲槽之內部作業。

(2) 於儲槽等之作業場所或通風不充分之室內作業場所，從事有機溶劑作業未設置密閉設備、局部排氣裝置或整體換氣裝置之儲槽等之作業場所或通風不充分之室內作業場所，從事有機溶劑作業，其作業時間短暫。前項規定之輸氣管面罩，應具不使勞工吸入有機溶劑蒸氣之性能。

27. **勞工戴用輸氣管面罩之連續作業時間，每次不得超過 1 小時**，並給予適當之休息時間。

28. 雇主使勞工從事有機溶劑作業時，應置備與作業勞工人數相同數量以上之必要防護具，保持其性能及清潔，並使勞工確實使用。

29. 雇主於室內儲藏有機溶劑或其混存物時，應使用備有栓蓋之堅固容

器，以免有機溶劑或其混存物之溢出、漏洩、滲洩或擴散，該儲藏場
所應依下列規定：

(1) 防止與作業無關人員進入之措施。

(2) 將有機溶劑蒸氣排除於室外。

30. 雇主對於曾儲存有機溶劑或其混存物之容器而有發散有機溶劑蒸氣之
　　虞者，應將該容器予以密閉或堆積於室外之一定場所。

31. 有機溶劑對人體危害生理之影響主要有 (1) 對神經系統破壞 (2) 對肝及
　　肺臟機能損傷 (3) 對腎臟機能破壞 (4) 對造血系統破壞 (5) 對黏膜及皮
　　膚刺激

32. 有機溶劑毒性影響主要有 (1) 神經毒性 (2) 血液毒性 (3) 肝腎毒性 (4)
　　皮膚黏膜刺激。

33. 有機溶劑之特性分類：

　　(1) 眞溶劑：有機揮發性液體具有溶解固體或其他高黏度之添加物，以
　　　　形成一均勻溶液者，如酯類、酮類等。

　　(2) 助溶劑：揮發性有機液體可溶解一添加物，但其添加於一溶液之目
　　　　的爲使該溶液再使用時，更趨於一致性、穩定性，例如在刷塗、浸
　　　　洗、噴布時影響流動性及揮發性之溶劑如醇類等。

　　(3) 稀釋劑：加入塗料內以降低溶液之黏度者，如甲苯、二甲苯等石油
　　　　烴類，有減少溶劑損失，促進溶解之能力者。

34. 影響溶劑用途之因素如下表：

影響因素	內容
溶解力	溶解某特定物質之能力。溶劑之沸點、酸度、水分含量亦會影響其溶解能力。
蒸發速率	愈快蒸發愈能於短時間內乾燥，但於表層薄膜常留有不平滑之疵點，如果蒸發緩慢進行不會有此現象，亦即可得平滑之表面，如塗裝作業，然而所需乾燥時間較長，較不經濟。如清洗作業時常選擇蒸發速率快、溶解力強之溶劑。

影響因素	內容
黏度	液體黏度愈大溶解力愈小，但溫度上升時，黏度會降低。

35. 有機溶劑蒸發到空氣中後，濃度之表示方法如下：

(1) 百分率：％。

(2) ppm（百萬分率）：相當於 cm^3/m^3，即每立方公尺空氣中有機溶劑之立方公分數。

(3) mg/m^3：每立方公尺空氣中有機溶劑之毫克數。

36. 非極性溶劑：分子間不致形成電應力者，即無殘留之價鍵間之力存在，如碳氫化合物、甲苯、二甲苯、油漆等石油溶劑。此溶劑不具導電性。

37. 極性溶劑：組成之分子中之原子或原子團形成電位，如含氧溶劑、醇類、醛類、酸類、胺類等具高介電常數，含 OH 或 CO 原子團之物質。

38. 常見有機溶劑之分類表：

化學結構性質	物質名稱
烴類或石油系類	苯、甲苯、二甲苯等。
鹵化脂肪族烴類	四氯化碳、三氯甲烷、三氯乙烯、氯甲烷等。
鹵化芳香族烴類及苯胺	如氯苯、苯胺等。
醇類	甲醇、乙醇、異丙醇、正丁醇等。
酮類	丙酮、丁酮、環己酮等
醚類及二元醇類	乙醚、乙二醇甲醚、四氫呋喃等。
酯類	乙酸乙酯、乙酸甲酯等。
醛類、酸類及其他	甲醛、乙醛、醋酸、二硫化碳、各種石油溶劑、去漬油、油漆溶劑等。

【參考題庫】

（　④　）1.

下列何者為有機溶劑中毒預防規則所列之第一種有機溶劑？
①丙酮②甲苯③異丙醇④四氯化碳。

解　說明如 3-1 有機溶劑作業主管相關法規及精選參考題
庫，1. 從事有機溶劑相關適用作業之事業一覽表所示，
四氯化碳為第一種有機溶劑。

（　②　）2.

甲苯屬於有機溶劑中毒預防規則規定之第幾種有機溶劑？①
第一種②第二種③第三種④未列管。

解　說明如 3-1 有機溶劑作業主管相關法規及精選參考題
庫，1. 從事有機溶劑相關適用作業之事業一覽表所示，
甲苯為第二種有機溶劑。

（　③　）3.

下列何者為有機溶劑中毒預防規則所列之第二種有機溶劑？
①二硫化碳②松節油③乙醚④三氯甲烷。

解　說明如 3-1 有機溶劑作業主管相關法規及精選參考題
庫，1. 從事有機溶劑相關適用作業之事業一覽表所示，
乙醚為第二種有機溶劑。

（　③　）4.

石油醚屬於有機溶劑中毒預防規則規定之第幾種有機溶劑？
①第一種②第二種③第三種④未列管。

解　**記憶法關鍵詞為「油」**，屬第三種有機溶劑。

（　②　）5.

工業用酒精中甲醇佔其重量 5%，屬於有機溶劑中毒預防規則規
定之第幾種有機溶劑？①第一種②第二種③第三種④第四種。

解　有機溶劑中毒預防規則第 3 條第 2 款：

有機溶劑混存物：指有機溶劑與其他物質混合時，所含之有機溶劑佔其重量 5% 以上者，其分類如下：

一、第一種有機溶劑混存物：指有機溶劑混存物中，含有第一種有機溶劑佔該混存物重量 5% 以上者。

二、第二種有機溶劑混存物：指有機溶劑混存物中，含有第二種有機溶劑或第一種有機溶劑及第二種有機溶劑之和佔該混存物重量 5% 以上而不屬於第一種有機溶劑混存物者。

三、第三種有機溶劑混存物：指第一種有機溶劑混存物及第二種有機溶劑混存物以外之有機溶劑混存物。

（　②　）6.

某一底片清潔劑中正己烷佔其重量 8%，屬於有機溶劑中毒預防規則規定之第幾種有機溶劑？①第一種②第二種③第三種④第四種。

解　說明如 3-1 有機溶劑作業主管相關法規及精選參考題庫，參考題庫第 5 題，正己烷為第二種有機溶劑。

（　④　）7.

依有機溶劑中毒預防規則規定，通風不充分之室內作業場所，指室內對外開口面積未達底面積多少分之一以上？①5 ②10 ③15 ④20。

解　有機溶劑中毒預防規則第 3 條第 6 款：

通風不充分之室內作業場所：指室內對外開口面積**未達底面積之 1/20** 以上或全面積之 3% 以上者。

（　③　）8.

依有機溶劑中毒預防規則規定，通風不充分之室內作

業場所，指室內對外開口面積未達全面積百分之幾？

① 1 ② 2 ③ 3 ④ 5。

解　有機溶劑中毒預防規則第 3 條第 6 款：

通風不充分之室內作業場所：指室內對外開口面積未達
底面積之 1/20 以上或**全面積之 3% 以上**者。

（　①　）9.

下列何者是有機溶劑中毒預防規則中，有機溶劑容許消費量
之功用？①了解勞工之最大暴露量②容許浪費量之判斷③容
許使用量之判斷④評斷是否可以不受限制設置各種預防設施
之判斷。

解　有機溶劑中毒預防規則第 5 條：

一、於室內作業場所（通風不充分之室內作業場所除
　　外），從事有機溶劑或其混存物之作業時，1 小時
　　作業時間內有機溶劑或其混存物之消費量不超越容
　　許消費量者。

二、於儲槽等之作業場所或通風不充分之室內作業場
　　所，從事有機溶劑或其混存物之作業時，1 日間有
　　機溶劑或其混存物之消費量不超越容許消費量者。

（　③　）10.

依有機溶劑中毒預防規則規定，雇主使勞工以噴布方式於室
內作業場所，使用第 2 種有機溶劑從事為粘接之塗敷作業，
應於該作業場所設置何種控制設備？①只限密閉設備②只限
整體換氣裝置③密閉設備或局部排氣裝置④不用設置控制設
備。

解　有機溶劑中毒預防規則第 6 條第 2 款：

於室內作業場所或儲槽等之作業場所，從事有關第二種

有機溶劑或其混存物之作業，**應於各該作業場所設置密閉設備、局部排氣裝置或整體換氣裝置**。

有機溶劑中毒預防規則第 7 條：

雇主使勞工以噴布方式於下列各款規定之作業場所，從事各該款有關之有機溶劑作業時，應於各該作業場所**設置密閉設備或局部排氣裝置**。

（　③　）11.

依有機溶劑中毒預防規則規定，使用第二種有機溶劑所需每分鐘換氣量 m^3 為作業時間內，1 小時有機溶劑或其混合物消費量乘下列何者？① 1 ② 0.3 ③ 0.04 ④ 0.01。

解　有機溶劑中毒預防規則第 15 條附表 4：

雇主設置之整體換氣裝置應依有機溶劑或其混存物之種類，計算其每分鐘所需之換氣量，具備規定之換氣能力，換氣能力及其計算之方法，依下表：

消費之有機溶劑或其混存物之種類	換氣能力
第一種有機溶劑或其混存物	每分鐘換氣量＝作業時間內一小時之有機溶劑或其混存物之消費量 ×0.3
第二種有機溶劑或其混存物	每分鐘換氣量＝作業時間內一小時之有機溶劑或其混存物之消費量 ×0.04
第三種有機溶劑或其混存物	每分鐘換氣量＝作業時間內一小時之有機溶劑或其混存物之消費量 ×0.01
註：表中每分鐘換氣量之單位為立方公尺，作業時間內一小時之有機溶劑或其混存物之消費量之單位為公克。	

（　④　）12.

依有機溶劑中毒預防規則規定，雇主使勞工於儲槽之內部從事有機溶劑作業時，下列何者規定為非？①派遣有機溶劑作業主管從事監督作業②決定作業方法及順序於事前告知從事作業之勞工③應以測定方法確認儲槽內部之有機溶劑濃度未超過容許濃度④救難設施不需置備由消防隊協助即可。

解　有機溶劑中毒預防規則第 21 條：

雇主使勞工於儲槽之內部從事有機溶劑作業時，應依下列規定：

一、派遣有機溶劑作業主管從事監督作業。

二、決定作業方法及順序於事前告知從事作業之勞工。

三、確實將有機溶劑或其混存物自儲槽排出，並應有防止連接於儲槽之配管流入有機溶劑或其混存物之措施。

四、前款所採措施之閥、旋塞應予加鎖或設置盲板。

五、作業開始前應全部開放儲槽之人孔及其他無虞流入有機溶劑或其混存物之開口部。

六、以水、水蒸氣或化學藥品清洗儲槽之內壁，並將清洗後之水、水蒸氣或化學藥品排出儲槽。

七、應送入或吸出 3 倍於儲槽容積之空氣，或以水灌滿儲槽後予以全部排出。

八、應以測定方法確認儲槽之內部之有機溶劑濃度未超過容許濃度。

九、**應置備適當的救難設施**。

十、勞工如被有機溶劑或其混存物污染時，應即使其離開儲槽內部，並使該勞工清洗身體除卻污染。

（　③　）13.

依有機溶劑中毒預防規則規定，雇主使勞工於儲槽之內部從事有機溶劑作業時，應送入或吸出幾倍於儲槽容積之空氣？①1②2③3④4　倍。

解　說明如 3-1 有機溶劑作業主管相關法規及精選參考題庫，參考題庫第 12 題，應送入或吸出 3 倍。

（　③　）14.

有機溶劑作業主管之設置應由誰擔任？①由職業安全衛生人員擔任②雇主指派人員，不必受訓③由現場作業主管之人員受訓並經考試合格，取得證照者擔任④人員受訓並經考試合格，取得證照者擔任。

解　選項③很顯然應由該作業場所之人員受訓並經考試合格，取得證照者擔任

（　④　）15.

依有機溶劑中毒預防規則規定，通風不充分之室內作業場所從事有機溶劑作業，未設通風設備且作業時間短暫時，應使勞工佩戴下列何種防護具？①防塵口罩②棉紗口罩③活性碳口罩④輸氣管面罩。

解　有機溶劑中毒預防規則第 22 條

雇主使勞工從事下列作業時，**應供給該作業勞工輸氣管面罩**，並使其確實配戴使用：

一、從事第 2 條第 12 款規定之作業。

二、於依第 11 條第 2 款**未設置密閉設備、局部排氣裝置或整體換氣裝置**之儲槽等之作業場所或**通風不充分**之室內作業場所，從事有機溶劑作業，**其作業時間短暫**。

（　①　）16.

依有機溶劑中毒預防規則規定，勞工戴用輸氣管面罩之連續作業時間，每次不得超過多少小時？①1②2③3④4　小時。

解　有機溶劑中毒預防規則第 23 條第 2 項：

勞工**戴用輸氣管面罩之連續作業時間，每次不得超過 1 小時**，並給予適當之休息時間。

（　①　）17.

依有機溶劑中毒預防規則規定，下列何種有機溶劑對勞工之健康危害最大？①第一種②第二種③第三種④第四種。

解　**有機溶劑毒性大小依序為第一種＞第二種＞第三種。**

（　③　）18.

依有機溶劑中毒預防規則規定，有機溶劑危害性最小的歸類在？①第一種②第二種③第三種④第四種。

解　**有機溶劑毒性大小依序為第一種＞第二種＞第三種。**

（　①　）19.

下列何者需要最高之換氣通風量？①第一種②第二種③第三種④第四種。

解　依照**有機溶劑毒性大小依序為第一種＞第二種＞第三種**，故第一種毒性最大，應換氣通風量要最高。

（　④　）20.

有機溶劑主要組成元素為含何種之元素？①硫②鈉③氮④碳。

解　組成元素以碳為主體，其組成元素較少。如：乙醇、丙酮等。

（　①　）21.

有機溶劑中毒預防規則規定之第一種有機溶劑有幾種？①7②14③41④55。

解 第一種與第三種各為 7 種，第二種為 41 種，故總共為 55 種。

(③) 22.

下列何種通風設備可用於第一種有機溶劑之室內作業場所？①自然對流②整體換氣③局部排氣④溫差換氣。

解 第一種有機溶劑具有高毒性氣體，應在密閉設備或使用局部排氣裝置下作業，因為該設備能使有害物在其發生源處未擴散前予以安全通風。

(②) 23.

成人的肺泡面積約為人體表面積的幾倍？① 4 ② 40 ③ 400 ④ 4000。

解 成人肺泡數約 3 億餘個，因此肺泡表面積極大，可達 $70m^2$ 左右，為成人體表面積的 40 倍。

(④) 24.

有關甲醇之敘述，下列何者錯誤？①變性酒精成分之一②對視神經具毒性③俗稱木精④可直接飲用。

解 甲醇又稱為工業用酒精或木精，無色透明且氣味與酒精相似，常被用來當作有機溶劑。甲醇中毒會出現嗜睡、噁心、嘔吐腹瀉等症狀，嚴重者會導致永久性失明，甚至死亡。

(④) 25.

三氯乙烯，對下列何者具有強烈麻醉效果？①腎臟②肝臟③胃④神經組織。

解 三氯乙烯是工業常用溶劑。它無色，有毒性、透明、粘性低、不燃燒、易揮發，具有芳香味的液體，**對神經有麻醉作用**。

（　④　）26.

有機溶劑蒸氣濃度表示方法通常不包括下列何者？① ppm ② % ③ mg/m³ ④ f/c.c

解　石綿以 f/cc 為單位，非有機溶劑濃度常表示之單位。

（　②　）27.

有機溶劑可分為醇類、酮類、酯類，係依下列何種分類方法？①毒性②化學式官能基結構③物理性質④化學性質。

解　有機溶劑指正常溫度或氣壓下為揮發性之液體，而且具有溶解其他物質特性之有機化合物，依其化學結構分類。

（　③　）28.

有機溶劑作業採取控制設施，如不計成本，下列何者應優先考量？①局部排氣裝置②整體換氣裝置③密閉設備④吹吸型換氣裝置。

解　密閉設備為將有機溶劑控制在特定的區域內，屬於以上選項最好的採取控制措施。

（　②　）29.

依有機溶劑中毒預防規則規定，整體換氣裝置之換氣能力以下列何者表示？① v（m/s）② Q（m³/min）③每小時換氣次數④每分鐘換氣次數。

解　整體換氣裝置之換氣能力及其計算方法為每分鐘換氣量之單位之立方公尺。

（　②　）30.

依有機溶劑中毒預防規則規定，第二種有機溶劑或其混存物的容許消費量為該作業場所之氣積乘以下列何者？① 1/5 ② 2/5 ③ 3/5 ④無規定。

解　容許消費量及計算之方式，依下表之規定：

有機溶劑或其混存物之種類	有機溶劑或其混存物之容許消費量
第一種有機溶劑或其混存物	容許消費量 =1/15× 作業場所之氣積
第二種有機溶劑或其混存物	容許消費量 =2/5× 作業場所之氣積
第三種有機溶劑或其混存物	容許消費量 =3/2× 作業場所之氣積
一、表中所列作業場所之氣積不含超越地面 4 公尺以上高度之空間。 二、容許消費量以公克爲單位，氣積以立方公尺爲單位計算。 三、氣積超過 150 立方公尺者，概以 150 立方公尺計算。	

(②) 31.

甲醇化學式爲 CH_3OH 其分子量爲？① 26 ② 32 ③ 48 ④ 60。

解 C=12、H=1、O=16，故 (12+3+16+1)=32。

(①) 32.

下列何者爲無機溶劑？①水②甲苯③苯④甲醇。

解 很明顯水並沒有含碳原子，故爲無機溶劑。

(③) 33.

有機溶劑按物理性質之分類？①沸點②蒸發速率③以上皆是④以上皆非。

解 依溶劑沸點之不同分爲低沸點、中沸點、高沸點及特高沸點劑；依蒸發速度之快慢可分爲快乾性、中乾性及慢乾性溶劑。

(④) 34.

有機溶劑按使用特性之分類？①眞溶劑②助溶劑③稀釋劑④以上皆是。

解 有機溶劑依特性分類爲眞溶劑、助溶劑、稀釋劑等三種。

3-2 缺氧作業主管相關法規及精選參考題庫

【缺氧症預防規則】

1. 從事缺氧危險作業之有關事業，指於下列缺氧危險場所從事之作業：

(1) 長期間未使用之水井、坑井、豎坑、隧道、沈箱、或類似場所等之內部。

(2) 貫通或鄰接下列之一之地層之水井、坑井、豎坑、隧道、沈箱、或類似場所等之內部。
   a. 上層覆有不透水層之砂礫層中，無含水、無湧水或含水、湧水較少之部分。
   b. 含有亞鐵鹽類或亞錳鹽類之地層。
   c. 含有甲烷、乙烷或丁烷之地層。
   d. 湧出或有湧出碳酸水之虞之地層。
   e. 腐泥層。

(3) 供裝設電纜、瓦斯管或其他地下敷設物使用之暗渠、人孔或坑井之內部。

(4) 滯留或曾滯留雨水、河水或湧水之槽、暗渠、人孔或坑井之內部。

(5) 滯留、曾滯留、相當期間置放或曾置放海水之熱交換器、管、槽、暗渠、人孔、溝或坑井之內部。

(6) 密閉相當期間之鋼製鍋爐、儲槽、反應槽、船艙等內壁易於氧化之設備之內部。**但內壁為不銹鋼製品或實施防銹措施者，不在此限。**

(7) 置放煤、褐煤、硫化礦石、鋼材、鐵屑、原木片、木屑、乾性油、魚油或其他易吸收空氣中氧氣之物質等之儲槽、船艙、倉庫、地窖、貯煤器或其他儲存設備之內部。

(8) 以含有乾性油之油漆塗敷天花板、地板、牆壁或儲具等，在油漆未乾前即予密閉之地下室、倉庫、儲槽、船艙或其他通風不充分之設備之內部。

(9) 穀物或飼料之儲存、果蔬之燜熟、種子之發芽或蕈類之栽培等使用之倉庫、地窖、船艙或坑井之內部。

(10) 置放或曾置放醬油、酒類、胚子、酵母或其他發酵物質之儲槽、地窖或其他釀造設備之內部。

(11) 置放糞尿、腐泥、污水、紙漿液或其他易腐化或分解之物質之儲槽、船艙、槽、管、暗渠、人孔、溝、或坑井等之內部。

(12) 使用乾冰從事冷凍、冷藏或水泥乳之脫鹼等之冷藏庫、冷凍庫、冷凍貨車、船艙或冷凍貨櫃之內部。

> (13) 置放或曾置放氦、氬、氮、氟氯烷、二氧化碳或其他惰性氣體
> 之鍋爐、儲槽、反應槽、船艙或其他設備之內部。
> (14) 其他經中央主管機關指定之場所。

2. 缺氧：指空氣中氧氣濃度未滿 18% 之狀態。

3. 缺氧症：指因作業場所缺氧引起之症狀。

4. 雇主使勞工從事缺氧危險作業時，應置備測定空氣中氧氣濃度之必要測定儀器，並採取隨時可確認空氣中氧氣濃度、硫化氫等其他有害氣體濃度之措施。

5. 雇主使勞工從事缺氧危險作業時，應予適當換氣，以**保持該作業場所空氣中氧氣濃度在 18% 以上**。但為防止爆炸、氧化或作業上有顯著困難致不能實施換氣者，不在此限。**實施換氣時，不得使用純氧**。

6. 雇主於通風不充分之室內作業場所，置備以二氧化碳等為滅火劑之滅火器或滅火設備時 (1) 應有預防因勞工誤觸導致翻倒滅火器或確保把柄不易誤動之設施 (2) 禁止勞工不當操作，並將禁止規定公告於顯而易見之處所。

7. 雇主使勞工於密閉使用之設施內部作業時，應採取該設施出入口之門或蓋等不致閉鎖之措施。但該設施內部設置有通報裝置或警報裝置等得與外部有效聯絡者，不在此限。

8. 雇主使勞工於設置有輸送氦、氬、氮、氟氯烷、二氧化碳及其他惰性氣體等配管之鍋爐、儲槽、反應槽或船艙等內部從事作業時 (1) 應關閉輸送配管之閥、旋塞或設置盲板 (2) 應於顯而易見之處所標示配管內之惰性**氣體名稱及開閉方向**，以防誤操作。

9. 雇主使勞工於通風不充分之室內作業場所作業時，為防止儲槽、反應槽等容器之安全閥等排出之惰性氣體流入，應設置可使安全閥等所排出之**氣體直接排放於外部之設施**。

10. 雇主使勞工於他通風不充分之室內作業場所從事拆卸或安裝輸送主成

分為可燃性氣體此類混入空氣的氣體配管作業時，應採取確實遮斷該
氣體之設施，使其不致流入拆卸或安裝作業場所。

11. 雇主使勞工從事缺氧危險作業時，進出各該場所勞工，應確認或點名
登記。

12. 發現有缺氧空氣漏洩入作業場所時，應即通知有關人員及將緊急措施
公告於勞工顯而易見之處所，並禁止與作業無關人員進入。

13. 雇主使勞工從事缺氧危險作業時，應於每一班次指定缺氧作業主管從
事下列監督事項：

    (1) 決定作業方法並指揮勞工作業。

    (2) 於當日作業開始前、所有勞工離開作業場所後再次開始作業前及
    勞工身體或換氣裝置等有異常時，應確認該作業場所空氣中氧氣
    濃度、硫化氫等其他有害氣體濃度。確認結果應予記錄，**並保存 3
    年**。

    (3) 當班作業前確認換氣裝置、測定儀器、空氣呼吸器等呼吸防護具、
    安全帶等及其他防止勞工罹患缺氧症之器具或設備狀況，並採取必
    要措施。

    (4) 監督勞工對防護器具或設備之使用狀況。

    (5) 其他預防作業勞工罹患缺氧症之必要措施。

14. 雇主使勞工從事缺氧危險作業時，應指派一人以上之監視人員，隨時
監視作業狀況，有異常時，應即與缺氧作業主管及有關人員聯繫，並
採取緊急措施。

15. 作業之勞工有立即發生缺氧危險之虞時，雇主或工作場所負責人應即
令停止作業，並使從事該作業之全部勞工即刻退避至安全場所。

16. 從事缺氧危險作業之勞工，應依規定施予必要之安全衛生教育訓練。

17. 雇主使勞工戴用輸氣管面罩之連續作業時間，**每次不得超過一小時**。

18. 雇主使勞工從事缺氧危險作業，應置備適當且數量足夠之空氣呼吸器

等呼吸防護具,並使勞工確實戴用。

19. 雇主使勞工從事缺氧危險作業,勞工有因缺氧致墜落之虞時,應供給該勞工使用 **(1) 梯子 (2) 安全帶 (3) 救生索**,並使勞工確實使用。

20. 雇主使勞工從事缺氧危險作業時,應置備 **(1) 空氣呼吸器等呼吸防護具 (2) 梯子 (3) 安全帶 (4) 救生索等設備**,供勞工緊急避難或救援人員使用。

21. 雇主應於缺氧危險作業場所置救援人員,應提供空氣呼吸器等呼吸防護具。

22. 雇主對從事缺氧危險作業之勞工,發生下列症狀時,應即由醫師診治:

   (1) 顏面蒼白或紅暈、脈搏及呼吸加快、呼吸困難,目眩或頭痛等缺氧症之初期症狀。

   (2) 意識不明、痙攣、呼吸停止或心臟停止跳動等缺氧症之末期症狀。

   (3) 硫化氫、一氧化碳等其他有害物中毒症狀。

23. 缺氧危險場所與局限空間,作業場所入口應公告彙整表如下:

雇主使勞工於缺氧危險場所或其鄰接場所作業時,應將下列注意事項公告於作業場所入口顯而易見之所,使作業勞工周知:	雇主使勞工於局限空間從事作業,有危害勞工之虞時,應於作業場所入口顯而易見處所公告下列注意事項,使作業勞工周知:
一、有罹患缺氧症之虞之事項。 二、進入該場所時應採取之措施。 三、事故發生時之緊急措施及緊急聯絡方式。 四、空氣呼吸器等呼吸防護具、安全帶等、測定儀器、換氣設備、聯絡設備等之保管場所。 五、缺氧作業主管姓名。	一、作業有可能引起缺氧等危害時,應經許可始得進入之重要性。 二、進入該場所時應採取之措施。 三、事故發生時之緊急措施及緊急聯絡方式。 四、現場監視人員姓名。 五、其他作業安全應注意事項。

【局限空間】

1. 雇主使勞工於局限空間從事作業前，應先確認該局限空間內有無可能引起勞工**缺氧、中毒、感電、塌陷、被夾、被捲及火災、爆炸等**危害，有危害之虞者，應訂定危害防止計畫，並使現場作業主管、監視人員、作業勞工及相關承攬人依循辦理。應依作業可能引起之危害訂定，如下表項：

局限空間作業危害防止計畫大綱
一、局限空間內危害之確認。 二、局限空間內氧氣、危險物、有害物濃度之測定。 三、通風換氣實施方式。 四、電能、高溫、低溫與危害物質之隔離措施及缺氧、中毒、感電、塌陷、被夾、被捲等危害防止措施。 五、作業方法及安全管制作法。 六、進入作業許可程序。 七、提供之測定儀器、通風換氣、防護與救援設備之檢點及維護方法。 八、作業控制設施及作業安全檢點方法。 九、緊急應變處置措施。

2. 雇主應禁止作業無關人員進入局限空間之作業場所，並於入口顯而易見處所公告禁止進入之規定；非作業期間，採取上鎖或阻隔人員進入等管制措施

3. 雇主使勞工從事局限空間作業，有缺氧空氣、危害物質致危害勞工之虞者，應置備測定儀器；於作業前確認氧氣及危害物質濃度，並於**作業期間採取連續確認**之措施。

4. 雇主使勞工於有危害勞工之虞之局限空間從事作業時，應設置適當通風換氣設備，並確認維持連續有效運轉，與該作業場所無缺氧及危害物質等造成勞工危害。所定確認應由專人辦理，**其紀錄應保存 3 年**。

5. 雇主使勞工於有危害勞工之虞之局限空間從事作業時，其進入許可應由雇主、工作場所負責人或現場作業主管簽署後，始得使勞工進入作業。

對勞工之進出，應予確認、點名登記，**並作成紀錄保存 3 年**，應載明事項如下：

(1) 作業場所。

(2) 作業種類。

(3) 作業時間及期限。

(4) 作業場所氧氣、危害物質濃度測定結果及測定人員簽名。

(5) 作業場所可能之危害。

(6) 作業場所之能源或危害隔離措施。

(7) 作業人員與外部連繫之設備及方法。

(8) 準備之防護設備、救援設備及使用方法。

(9) 其他維護作業人員之安全措施。

(10) 許可進入之人員及其簽名。

(11) 現場監視人員及其簽名。

6. 雇主使勞工進入局限空間從事焊接、切割、燃燒及加熱等動火作業時，應指定專人確認無發生危害之虞，並由雇主、工作場所負責人或現場作業主管確認安全，簽署動火許可後，始得作業。

7. 雇主使勞工從事局限空間作業，有致其缺氧或中毒之虞者，應依下列規定辦理：

(1) 作業區域超出監視人員目視範圍者，應使勞工佩戴符合國家標準 CNS14253-1 同等以上規定之全身背負式安全帶及可偵測人員活動情形之裝置

(2) 置備可以動力或機械輔助吊升之緊急救援設備。但現場設置確有困難，已採取其他適當緊急救援設施者，不在此限

(3) 從事屬缺氧症預防規則所列之缺氧危險作業者，應指定缺氧作業主管，並依該規則相關規定辦理。

【參考題庫】

(　①　) 1.

依缺氧症預防規則規定，下列何者非為缺氧危險場所？①地下室餐廳②供裝設電纜之人孔內部③置放紙漿液之槽內部④置放木屑之倉庫內部。

解　說明如 3-2 缺氧作業主管相關法規及精選參考題庫，缺氧症預防規則 1. 表所示，地下室餐廳非為缺氧危險場所。

(　②　) 2.

依缺氧症預防規則規定，下列敘述何者有誤？①曾放置氮之儲槽內部屬缺氧危險場所②貫通腐泥層之地層之隧道內部非屬缺氧危險作業場所③雇主使勞工從事缺氧危險作業時，應置備梯子，供勞工緊急避難或救援人員使用④應採取隨時可確認空氣中氧氣濃度之措施。

解　說明如 3-2 缺氧作業主管相關法規及精選參考題庫，缺氧症預防規則 1. 表所示，貫通腐泥層之地層之隧道內部屬缺氧危險作業場所。

(　①　) 3.

依缺氧症預防規則規定，下列敘述何者正確？①曾置放海水之槽屬缺氧危險場所②應指派 2 人以上之監視人員③作業場所入口應公告職業安全衛生業務主管姓名④勞工戴用輸氣管面罩之連續作業時間，每次不得超過 30 分鐘。

解　選項②應指派 1 人以上監視人員，選項③應公告人員為缺氧作業主管姓名，選項④**每次不得超過 1 小時**。

(　④　) 4.

依缺氧症預防規則規定，下列敘述何者有誤？①儲存穀物之

倉庫內部，屬缺氧危險場所②實施換氣時不得使用純氧③雇主使勞工從事缺氧危險作業時，應定期或每次作業開始前確認呼吸防護具之數量及效能，認有異常時，應立即採取必要之措施④內壁為不銹鋼製品之反應槽，屬缺氧危險場所。

解 說明如 3-2 缺氧作業主管相關法規及精選參考題庫，缺氧症預防規則 1. 表所示，**內壁為不銹鋼製品**之反應槽非為缺氧危險場所。

(①) 5.

依缺氧症預防規則規定，下列敘述何者有誤？①作業場所入口應公告監視人員姓名②雇主使勞工從事缺氧危險作業，如受鄰接作業場所之影響致有發生缺氧危險之虞時，應與各該作業場所密切保持聯繫③密閉相當期間之船艙內部，若內壁實施防銹措施，則非屬缺氧危險場所④勞工戴用輸氣管面罩之作業時間，每次不得超過 1 小時。

解 選項①應公告人員為缺氧作業主管姓名。

(③) 6.

依缺氧症預防規則規定，缺氧危險作業場所係指空氣中氧氣濃度未達多少 % 之場所？① 14 ② 16 ③ 18 ④ 20　%。

解 指空氣中氧氣濃度**未滿 18% 之狀態**（隧道環境為 19%）。

(①) 7.

依缺氧症預防規則規定，下列敘述何者正確？①密閉相當期間且內壁實施防銹措施之儲槽內部，不屬缺氧危險場所②雇主使勞工於設置有輸送氮氣配管之儲槽內部從事作業時應隨時打開輸送配管之閥③頭痛為缺氧症之末期症狀④作業場所入口應公告監視人員電話。

解 選項②缺氧症預防規則第 10 條：

雇主使勞工於設置有輸送氦、氬、氮、氟氯烷、二氧化碳及其他惰性氣體等配管之鍋爐、儲槽、反應槽或船艙等內部從事作業時，依下列規定：

一、**應關閉輸送配管之閥**、旋塞或設置盲板。

二、應於顯而易見之處所標示配管內之惰性氣體名稱及開閉方向，以防誤操作。

選項③頭痛為初期症狀，選項④缺氧作業主管姓名。

（　④　）8.

依缺氧症預防規則規定，雇主使勞工從事缺氧危險作業時，未明列下列何時機應確認該作業場所空氣中氧氣濃度？①當日作業開始前②通風裝置有異常時③所有勞工離開作業場所後再次開始作業前④預估氧氣濃度衰減至規定濃度以下時。

解　缺氧症預防規則第 16 條：

雇主使勞工從事缺氧危險作業時，於當日作業開始前、所有勞工離開作業場所後再次開始作業前及勞工身體或換氣裝置等有異常時，應確認該作業場所空氣中氧氣濃度、硫化氫等其他有害氣體濃度。前項確認結果應予記錄，並保存 3 年。

（　②　）9.

依缺氧症預防規則規定，於缺氧危險作業場所入口之公告，不包括下列何者？①罹患缺氧症之虞之事項②缺氧作業主管電話③進入該場所應採取之措施④事故發生時之緊急措施。

解　不包括缺氧作業主管電話。

（　③　）10.

依缺氧症預防規則規定，勞工有因缺氧致墜落之虞時，應供給適合之設備，下列何者為非？①梯子②安全帶③手套④救

生索。

解　勞工有因缺氧致墜落之虞時，應供給該勞工使用之**梯子、安全帶或救生索，並使勞工確實使用**。

（　②　）11.

如果發現某勞工昏倒於一曾置放醬油之儲槽中，下列何措施不適當？①打 119 電話②未穿戴防護具，迅速進入搶救③準備救援設備④準備量測氧氣濃度。

解　**已發現勞工昏倒於儲槽，搶救前辨識很有可能為缺氧導致**，故選項②未穿戴防護具，迅速進入搶救，搶救人員進入後可能造成缺氧而昏迷昏倒等現象。

（　①　）12.

依缺氧症預防規則規定，下列敘述何者有誤？①勞工戴用輸氣管面罩之作業時間，每天累計不得超過 1 小時②缺氧危險作業期間應予適當換氣，但為防止爆炸致不能實施換氣者，不在此限③雇主使勞工從事缺氧危險作業時，應於每一班次指定缺氧作業主管決定作業方法④供裝設瓦斯管之暗渠內部屬於缺氧危險場所。

解　缺氧症預防規則第 30 條：

雇主使勞工戴用**輸氣管面罩之連續作業時間，每次不得超過 1 小時**。

（　②　）13.

依缺氧症預防規則規定，下列何者非屬從事缺氧危險作業時應有的設施？①適當換氣②佩戴醫療口罩③置備測定空氣中氧氣濃度之測定儀器④置備空氣呼吸器。

解　選項②佩戴醫療口罩與從事缺氧危險作業時之設施較無關。

（　④　）14.

依缺氧症預防規則規定，下列何種症狀非為缺氧症之初期症狀？①目眩②呼吸加快③無刺痛感④意識不明。

解　氧氣濃度與人體的影響。

氧氣濃度(%)	階段	症狀
16-17	初期	脈搏、呼吸次數增加、努力集中精神、無法做細微的肌肉活動、頭痛
14-9	中期	判斷力失常、興奮狀態、不安定的精神狀態、無刺痛感、銘酊狀態、喪失當時記憶、體溫上昇、x 臉色發白
10-6	末期	意識不清礎、中樞神經障礙、痙攣、臉色發白
10-6 或以下		昏睡→呼吸緩慢→呼吸停止→6-8 分後心臟停止

（　①　）15.

依缺氧症預防規則規定，下列何種症狀為缺氧症之末期症狀？①痙攣②脈搏加快③呼吸困難④顏面蒼白。

解　說明如 3-2 缺氧作業主管相關法規及精選參考題庫，參考題庫第 14 題。

（　①　）16.

從事局限空間作業如有危害之虞，應訂定危害防止計畫，前述計畫不包括下列何者？①主管巡檢方式②通風換氣實施方式③危害之確認④緊急應變措施。

解　說明如 3-2 缺氧作業主管相關法規及精選參考題庫，局限空間 1. 表所示，危害防止計畫之事項不包括主管巡檢方式。

(④) 17.

從事局限空間作業如有危害勞工之虞，應於作業場所顯而易見處公告注意事項，公告內容不包括下列何者？①應經許可始得進入②進入該場所應採取之措施③緊急應變措施④現場監視人員電話。

解 不包括現場監視人員電話。

(③) 18.

有危害勞工之虞之局限空間作業前，應指派專人確認換氣裝置無異常，該檢點結果紀錄應保存多少年？①1②2③3④4年。

解 職業安全衛生設施規則第 29-5 條：

雇主使勞工於有危害勞工之虞之局限空間從事作業時，應設置適當通風換氣設備，並確認維持連續有效運轉，與該作業場所無缺氧及危害物質等造成勞工危害。

前條及前項所定確認，應由專人辦理，其紀錄**應保存 3年**。

(③) 19.

有危害勞工之虞之局限空間作業，應經雇主、工作場所負責人或現場作業主管簽署後始得進入，該紀錄應保存多少年？①1②2③3④4 年。

解 職業安全衛生設施規則第 29-6 條：

雇主使勞工於有危害勞工之虞之局限空間從事作業時，其進入許可應由雇主、工作場所負責人或現場作業主管簽署後，始得使勞工進入作業。對勞工之進出，應予確認、點名登記，並作成紀錄**應保存 3 年**。

（　②　）20.

有危害勞工之虞之局限空間作業，下列敘述何者有誤？①應經雇主、工作場所負責人或現場作業主管簽署後始得進入②人員許可進入之簽署紀錄應保存 1 年③作業區域超出監視人員目視範圍者，應使勞工佩戴符合國家標準 CNS14253-1 同等以上規定之全身背負式安全帶及可偵測人體活動情形之裝置④置備可以動力或機械輔助吊升之緊急救援設備。

解　選項①說明如 3-2 缺氧作業主管相關法規及精選參考題庫，參考題庫第 19 題，選項②應保存 3 年，選項③④缺氧症預防規則第 29-7 條：雇主使勞工從事局限空間作業，有致其缺氧或中毒之虞者，應依下列規定辦理：

一、作業區域超出監視人員目視範圍者，應使勞工佩戴符合國家標準 CNS14253-1 同等以上規定之全身背負式安全帶及可偵測人員活動情形之裝置。

二、置備可以動力或機械輔助吊升之緊急救援設備。但現場設置確有困難，已採取其他適當緊急救援設施者，不在此限。

三、從事屬缺氧症預防規則所列之缺氧危險作業者，應指定缺氧作業主管，並依該規則相關規定辦理。

（　④　）21.

依缺氧症預防規則規定，下列敘述何項為非？①勞工戴用輸氣管面罩之連續作業時間，每次不得超過 1 小時②以含有乾性油之油漆塗敷地板，在油漆未乾前即予密閉之地下室屬缺氧危險場所③應採取隨時可確認空氣中硫化氫濃度之措施④雇主於通風不充分之室內作業場所置乾粉滅火器時，應禁止勞工不當操作，並將禁止規定公告於顯而易見之處所。

解 缺氧症預防規則第 7 條：

雇主於地下室、機械房、船艙或其他通風不充分之室內作業場所，置備以<u>二氧化碳等為滅火劑</u>之滅火器或滅火設備。

(①) 22.

依缺氧症預防規則規定，下列敘述何者為非？①雇主使勞工於冷藏室內部作業時，於作業期間應採取出入口之門不致閉鎖之措施，冷藏室內部設有通報裝置者亦同②雇主採藉由鑽探孔或其他適當方法實施作業之場所，如存有含甲烷之地層時，應調查該作業之井有否空氣之漏洩③從事缺氧作業時，應指派 1 人以之監視人員④使用乾冰從事冷凍之冷凍貨車內部屬缺氧危險場所。

解 缺氧症預防規則第 8 條：

雇主使勞工於冷藏室、冷凍室、地窖及其他密閉使用之設施內部作業時，於該作業期間，應採取該設施出入口之門或蓋等不致閉鎖之措施。但該門或蓋有易自內部開啟之構造或該設施內部設置有通報裝置或警報裝置等得與外部有效聯絡者，不在此限。

(④) 23.

以下為假設性情境：「在地下室作業，當通風換氣充分時，則不易發生一氧化碳中毒或缺氧危害」，請問「通風換氣充分」係此「一氧化碳中毒或缺氧危害」之何種描述？①風險②機率③危害源④風險控制方法。

解 通風換氣為一種風險控制的描述。

(①) 24.

防毒口罩目的為下列何者？①預防中毒②保暖③美觀④預防

缺氧。

<u>解</u>　關鍵詞防毒口罩，故目的爲預防中毒。

（　②　）25.

在缺氧危險而無火災、爆炸之虞之場所應不得戴用下列何種呼吸防護具？①輸氣管面罩②濾罐式防毒面罩③空氣呼吸器④氧氣呼吸器。

<u>解</u>　一、**過濾式防毒面具只能在空氣中有毒氣體濃渡 <2%，氧氣濃度＞ 18% 的情況下使用**。

　　二、各種過濾式防毒面具只能專防專用，不同型號濾毒藥罐只能防其對應的有毒氣體，要防止錯用。

（　②　）26.

自攜式呼吸防護具中，空氣呼吸器、氧氣呼吸器爲下列何種型式？①循環式②開放式③氧氣發生式④壓縮式。

<u>解</u>　**呼吸器是一種自給開放式空呼吸器**，廣泛應用於化工、船舶、冶煉、倉庫、試驗室、礦山等部門，供消防員或搶險救護人員在濃煙、毒氣、蒸汽或缺氧等各種環境下安全有效地進行滅火，救災救護等工作。

（　①　）27.

進入含 3% 氯氣之室內作業場所，宜佩戴下列何種呼吸防護具？①供氣式呼吸防護具②防毒面具防塵用呼吸防護具③有機溶劑吸收罐④酸性氣體吸收罐防毒面具。

<u>解</u>　供氣式呼吸防護具使用時機於缺氧環境（含氧量小於 19.5% 以下）、濃度過高（達立即致危濃度）、危害物無味不易察覺、危害物的狀態與濃度不明確之作業場所。

（　④　）28.

依職業安全衛生設施規則規定，勞工在坑內、儲槽、隧道等

自然換氣不充分之場所工作，不得使用下列何種機械，以避免排出廢氣危害勞工？①人力機械②電氣機械③手提電動機械④具有內燃機之機械。

解 職業安全衛生設施規則第 295 條：

雇主對於勞工在坑內、深井、沉箱、儲槽、隧道、船艙或其他自然換氣不充分之場所工作，應依缺氧症預防規則，採取必要措施。

前項工作場所，**不得使用具有內燃機之機械，以免排出之廢氣危害勞工**。但另設有效之換氣設施者不在此限。

(③) 29.

缺氧危險場所採用機械方式實施換氣時，下列何者正確？①吸氣口接近排氣口②使用純氧實施換氣③充分實施換氣④不考慮換氣情形。

解 缺氧危險場所採用機械方式實施換氣，應充分實施換氣，**作業期間保持通風換氣狀態**，稀釋可燃性或有害性氣體。

(③) 30.

缺氧及高濃度有害物工作場所，勞工不可使用何種呼吸防護具？①空氣呼吸器②供氣式呼吸器③防毒口罩④輸氣管面罩。

解 對於有缺氧及高濃度有害物工作場所，絕對不可以使用只能過濾有害物之淨化型空氣呼吸器，如選項③防毒口罩。應改用可以供氣式（SAR）或正壓自攜式呼吸防護裝備（SCBA）。

(③) 31.

依職業安全衛生教育訓練規則規定，缺氧作業主管安全衛生教育訓練時，其訓練時數均不得少於多少小時？

① 6 ② 12 ③ 18 ④ 24　小時。

解 有害作業主管除了潛水作業主管為 36 小時，其他均為 18 小時。

（　④　）32.

局限空間指？①非供勞工在其內部從事經常性作業②勞工進出方法受限制③無法以自然通風來維持充分、清淨空氣之空間④以上皆是。

解 為①②③選項共同存在之條件，才能定義為局限空間。

（　④　）33.

局限空間作業可能存在的有害氣體？① CO ② CH_4 ③ H_2S ④ 以上皆是。

解 以上為常見之局限有害氣體。

（　③　）34.

「缺氧」只人開始有不適現象產生，指空氣中之氧氣濃度未滿多少％？① 6 ② 16 ③ 18 ④ 21　％。

解 一般正常空氣中之氧氣濃度為 21% 上下，18% 以下就稱為缺氧環境，在缺氧環境下作業即為缺氧危險作業，極可能造成人員死亡。

氧氣濃度 16% 以下即會造成人腦判斷力降低，易產生不安全行為。

（　①　）35.

下列要因何者通常與缺氧原因無直接關係？①空氣溫濕②氣體置換③化學性反應④動植物之生化作用。

解 空氣溫濕度並非影響缺氧之直接關係，為影響人體物理性之危害。

(④) 36.

硫化氫導致最主要之危害屬下列何者？①物理性窒息②致過敏性③致癌性④化學性窒息。

解 硫化氫所導致之缺氧屬於化學性窒息。

(④) 37.

下列何種場所不屬缺氧症預防規則所稱之缺氧危險場所？①礦坑坑內氧氣含量 17%②下水道內氧氣含量 17.5%③加料間氧氣含量 16%④營建工地地下室氧氣含量 18.7%。

解 氧氣含量<u>未滿或低於 18% 為基準值</u>。

(④) 38.

下列何者較不致造成局限空間缺氧？①金屬的氧化②有機物的腐敗③食物發酵生產區④管件的組裝。

解 管件的組裝較不致有局限空間之缺氧。

(③) 39.

有發生、侵入、停滯缺氧空氣或硫化氫氣之作業場所，在垂直與水平方向均應各選幾點？① 1 ② 2 ③ 3 ④隨個人習慣個定點為測定位置。

解 依照缺氧場所測點氧氣濃度點之測定位置，規定垂直與水平方向應<u>各選 3 點之測定</u>。

(③) 40.

一氧化碳會很快的和血紅素結合，是其對氧氣的結合率約為多少倍？① 50 ② 150 ③ 250 ④ 500　倍。

解 一氧化碳對血紅素的結合率是氧氣的<u>200～250</u>倍，因此一氧化碳會很快的和血紅素結合，使氧氣無法運送到全身，造成組織缺氧。

（　③　）41.

作業前使用可燃性氣體偵測，應測定可燃性氣體或易燃性液體蒸氣，其濃度達爆炸下限值之多少 % 以上時，應即刻使勞工退避至安全場所？① 10 ② 20 ③ 30 ④ 40　%。

解　(1) 空氣中氧氣含量不得低於 18% 或高於 23%(2) 硫化氫濃度不得超過 10ppm(3) 引火性液體之蒸氣或可燃性氣體之濃度**不得超過其爆炸下限之 30%**(4) 一氧化碳不得超過 35ppm。

（　③　）42.

實施勞工個人作業環境監測時，有害物質採樣器配戴位置於何處為最適宜？①勞工側邊腰帶②勞工穿戴舒服處即可③勞工衣領處④勞工前腹腰帶。

解　衣領處為勞工呼吸主要區域，故為較適宜之處。

（　②　）43.

在地下室作業，當通風換氣不足時，每 2 次就會發生 1 次有關於缺氧送醫急救之危害，請問為何種描述？①嚴重度②發生機率③風險評估④危害發生源。

解　以每幾次會發生幾次之描述為發生機率。

（　①　）44.

在地下室作業，當通風換氣充分時，則不易發生缺氧送醫急救之危害，請問為何種描述？①風險控制方法②發生機率③風險評估④嚴重度。

解　因為有了風險控制讓通風換氣充分，減少缺氧危害之虞為風險控制方法。

（　④　）45.

從事污水儲槽作業下列何者正確？①只要有實施一次通風換

氣，人員就不會發生缺氧或中毒等危害之虞②只要有實施作業環境監測，監測數值正常，就不用再設置監視人員③盡力單獨完成作業，避免造成其他人的困擾④應設置施工告示牌，禁止非相關人員進入該作業區。

解 通風換氣應隨時保持通風換氣，並且設置監視人員隨時監督作業人員安全狀況，切勿單獨作業以免發生危險時，無人予以協助救援。

（　①　）46.

硫化氫可燃性氣體、無色，但具有何種特殊味道？①雞蛋腐臭味②水果香味③杏仁香味④奶香味。

解 硫化氫爲一種易燃無色的氣體，帶有特殊的臭雞蛋氣味。

（　④　）47.

1% 等於多少 ppm？① 10 ② 100 ③ 1000 ④ 10000。

解 ppm 是百萬分率的縮寫。1% = 1/100，1ppm = 1/1000000
所以 1ppm = 0.0001%，故 1% = 10000ppm

（　①　）48.

雇主對從事缺氧危險作業之勞工，應依職業安全衛生教育訓練規則規定施予多少小時必要之安全衛生教育訓練？① 3 ② 6 ③ 9 ④ 12。

解 從事缺氧作業之勞工應施予 3 小時安全衛生教育訓練，缺氧作業主管則是 18 小時，並且考取缺氧作業主管證照。

（　④　）49.

缺氧作業主管每幾年，應依職業安全衛生教育訓練規則規定之頻率，施予多少小時在職教育訓練？① 2 年 3 小時② 3 年 3 小時③ 2 年 6 小時④ 3 年 6 小時。

解 缺氧作業主管應依照職業安全衛生教育訓練規則規定，每 3 年 6 小時在職教育訓練，若為缺氧作業人員則每 3 年 3 小時在職教育訓練。

（　④　）50.

局限空間作業之監視人員，下列何者正確？①依缺氧作業主管習慣安排之②不必設置監測人員③設置並隨時監視④設置並抽空監視。

解 局限空間之監視人員，**應設置並且隨時監視作業人員狀況**，避免無法預測之危害發生。

3-3 特定化學物質作業主管相關法規及精選參考題庫

【特定化學物質危害預防標準】

1.特定化學物質之分類規定一欄表：

物質	特定化學物質名稱
甲類物質	**(1) 黃磷火柴** (2) 聯苯胺及其鹽類 (3)4- 胺基聯苯及其鹽類 (4)4- 硝基聯苯及其鹽類 (5)β- 萘胺及其鹽類 (6) 二氯甲基醚 **(7) 多氯聯苯** (8) 氯甲基甲基醚 (9) 青石綿、褐石綿 **(10) 甲基汞化合物** (11) 五氯酚及其鈉鹽 (12) 含苯膠糊〔含苯容量占該膠糊之溶劑（含稀釋劑）超過 5% 者。〕 (13) 含有 2 至 11 列舉物占其重量超過 1% 之混合物。
乙類物質	(1) 二氯聯苯胺及其鹽類 (2)α- 萘胺及其鹽類 (3) 鄰 - 二甲基聯苯胺及其鹽類 (4) 二甲氧基聯苯胺及其鹽類 **(5) 鈹及其化合物 (6)** 三氯甲苯 (7) 含有 1 至 5 列舉物占其重量超過 1% 或鈹合金含鈹占其重量超過 3% 之混合物；含有 6 列舉物占其重量超過 0.5% 之混合物。
丙類物質第一種	(1) 次乙亞胺 **(2) 氯乙烯** (3)3,3'- 二氯 -4,4'- 二胺基苯化甲烷 (4) 四羰化鎳 (5) 對 - 二甲胺基偶氮苯 (6)β- 丙內酯 (7) 丙烯醯胺 (8) 丙烯腈 (9) 氯 (10) 氰化氫 **(11) 溴甲烷** (12)2,4- 二異氰酸甲苯或 2,6- 二異氰酸甲苯 (13)4,4'- 二異氰酸二苯甲烷 (14) 二異氰酸異佛爾酮 (15) 異氰酸甲酯 **(16) 碘甲烷 (17)** 硫化氫 (18) 硫酸二甲酯 (19) 四氯化鈦 (20) 氧氯化磷 **(21) 環氧乙烷 (22) 甲醛 (23)1,3-** 丁二烯 (24)1,2- 環氧丙烷 **(25) 苯** (26) 氫氧化四甲銨 (27) 溴化氫 (28) 三氟化氯 (29) 對 - 硝基氯苯 **(30) 氟化氫** (31) 含有 1 至 24 列舉物佔其重量超過 1% 之混合物；含有 25 列舉物體積比超過 1% 之混合物；含有 26 列舉物佔其重量超過 2.38% 之混合物；含有 27、28 列舉物佔其重量超過 4% 之混合物。含有 29、30 列舉物佔其重量超過 5% 之混合物。
丙類物質第二種	(1) 奧黃 (2) 苯胺紅 (3) 含有 1 及 2 列舉物占其重量超過 1% 之混合物。

物質	特定化學物質名稱
丙類第三種物質	**(1) 石綿（不含青石綿、褐石綿）(2) 鉻酸及其鹽類 (3) 砷及其化合物 (4) 重鉻酸及其鹽類** (5) 乙基汞化合物 (6) 鄰 - 二腈苯 **(7) 鎘及其化合物** (8) 五氧化二釩 **(9) 汞及其無機化合物**（硫化汞除外）(10) 硝基乙二醇 (11) 錳及其化合物（一氧化錳及三氧化錳除外）(12) 鎳及其化合物（四羰化鎳除外）(13) 銦及其化合物 (14) 鈷及其無機化合物 **(15) 萘 (16) 煤焦油** (17) 氰化鉀 (18) 氰化鈉 (19) 含有 1 至 15 列舉物占其重量超過 1% 之混合物；含有 16 至 18 列舉物占其重量超過 5% 之混合物。
丁類物質	**(1) 氨 (2) 一氧化碳 (3) 氯化氫 (4) 硝酸 (5) 二氧化硫 (6) 光氣 (7)** 硫酸 (8) 酚 (9) 含有 1 至 7 列舉物占其重量超過 1% 之混合物；含有 8 列舉物占其重量超過 5% 之混合物。

2. 特定化學設備：指製造或處理、置放（以下簡稱處置）、使用丙類第一種物質、丁類物質之固定式設備。

3. 特定化學管理設備：指特定化學設備中進行放熱反應之反應槽等，且有因異常化學反應等，致漏洩丙類第一種物質或丁類物質之虞者。

4. 雇主不得使勞工從事製造、處置或使用甲類物質。但供試驗或研究者，不在此限。

5. 甲類物質試驗或研究之甲類物質，雇主應向中央主管機關申請許可。

6. 雇主使勞工從事製造、處置或使用管制性化學品乙類物質，除依管制性化學品之指定及運作許可管理辦法申請許可外，應依本標準規定辦理。

7. 雇主為試驗或研究使勞工從事製造乙類物質時，應依下列規定：

   (1) 製造設備應為密閉設備。但設置該項設備顯有困難，而將其置於氣櫃內者，不在此限。

   (2) 製造場所應與其他場所隔離，且該場所之地板及牆壁應以不浸透性材料構築，且應為易於用水清洗之構造。

   (3) 從事製造乙類物質之勞工，具有預防該物質引起危害健康之必要知識。

8. 雇主使勞工處置、使用乙類物質，投入容器、自容器取出或投入反應槽等之作業時，應於該作業場所**設置**可密閉各該物質之氣體、蒸氣或粉塵發生源之**密閉設備或使用包圍型氣罩之局部排氣裝置**。

9. 雇主使勞工從事製造丙類第一種或第二種物質時，製造設備應採用密閉型，作業人員於隔離室遙控操作。但將各該粉狀物質充分濕潤成泥狀或溶解於溶劑中者，不在此限。

10. 雇主使勞工從事製造丙類第一種或第二種物質時，因劑量、投入容器、自該容器取出或裝袋作業等，顯有困難時，應採用不致使勞工之身體與其直接接觸之方法，且於各該作業場所**設置包圍型氣罩之局部排氣裝置**。

11. 雇主對散布有丙類物質之氣體、蒸氣或粉塵之室內作業場所，**應於各該發生源設置密閉設備或局部排氣裝置**。顯有困難或為臨時性作業者，**仍應設整體換氣裝置或將各該物質充分濕潤成泥狀或溶解於溶劑中**。

12. 雇主使勞工處置、使用乙類物質、從事鈹等之加工作業、丙類物質之氣體、蒸氣或粉塵之室內作業場所，應依特定化學物質之**健康危害分類、散布狀況及使用量**等情形，**評估風險等級**，並依風險等級**選擇有效之控制設備**。

13. 特定化學物質**污染之破布、紙屑等**，為防止勞工遭受危害，**應收存於不浸透性容器，並加栓、蓋等措施**。

14. 丙類第一種物質或丁類物質之接觸部分，為防止其腐蝕致使該物質等之漏洩，應對各該物質之種類、溫度、濃度等，**採用不易腐蝕之材料構築或施以內襯等必要措施**。

15. 特定化學設備之蓋板、凸緣、閥或旋塞等之接合部分，應使用足以**防止**物質自該部分**漏洩之墊圈密接等必要措施**。

16. 雇主對特定化學設備之閥、旋塞或操作此等之開關、按鈕等，為防止

誤操作致丙類第一種物質或丁類物質之漏洩，**應明顯標示開閉方向**。

前項之閥或旋塞，除依前項規定外，應依下列規定：

(1) 因應開閉頻率及所製造之丙類第一種物質或丁類物質之種類、溫度、濃度等，**應使用耐久性材料製造。**

(2) 特定化學設備使用必須頻繁開啓或拆卸之過濾器等及與此最近之特定化學設備之間**設置雙重開關**。但設置有可確認該過濾器等與該特定化學設備間設置之閥或旋塞確實關閉之裝置者，不在此限。

17. 雇主對於設置特定化學設備之室內作業場所及其建築物，**應有二處以上直接通達地面之避難梯、斜坡道**；僅能設置一處者，其另一部分得以滑梯、避難用梯、避難橋、救助袋或避難用升降梯等避難用具應置於室外代替。

18. 雇主使勞工處置、使用丙類第一種物質或丁類物質之合計在 **100 公升**（氣體以其容積 1 立方公尺換算為 2 公升。）**以上時，應置備該物質等漏洩時能迅速告知有關人員之警報用器具及除卻危害之必要藥劑、器具等設施。**

19. 雇主對處置、使用乙類物質與丙類物質之作業場所之地板及牆壁，**應以不浸透性材料構築，且應為易於用水清洗之構造。**

20. 雇主為防止勞工因誤操作致丙類第一種物質或丁類物質之漏洩，**應於該勞工易見之處，標示該原料、材料及其他物料之種類、輸送對象設備及其他必要事項**。

21. 雇主對特定化學管理設備，**為早期掌握其異常化學反應等之發生，應設適當之溫度計、流量計及壓力計等計測裝置**。

22. 雇主對製造、處置或使用丙類第一種物質或丁類物質之合計在 **100 公升以上**之特定化學管理設備，為早期掌握其異常化學反應等之發生，**應設置適當**之溫度、壓力、流量等發生**異常自動警報裝置**。

23. 自動警報裝置有顯著困難時，**應置監視人於設備之運轉中從事監視工**

作。

24. 雇主對特定化學管理設備，**為防止異常化學反應等導致大量**丙類第一種物質或丁類**物質之漏洩**，**應設置遮斷**原料、材料、物料之供輸或卸放製品等**之裝置**，**或供輸惰性氣體**、冷卻用水等之裝置。

25. 因應異常化學反應等之必要措施。設置裝置之閥或旋塞，應依下列規定：

    (1) 具有確實動作之機能。

    (2) 保持於可圓潤動作之狀態。

    (3) 可安全且正確操作者。

26. 雇主對特定化學管理設備及其**配管或其附屬設備之動力源**，應依下列規定：

    (1) 為防止動力源之異常導致丙類第一種物質或丁類物質之漏洩，應置備可迅速使用之備用動力源。

    (2) **為防止對閥、旋塞或開關等之誤操作，應明顯標示開閉方向。**

    (3) 在安全上有重大影響且**不經常使用者，應予加鎖、鉛封或採取其他同等有效之措施**、但供緊急使用者，不在此限。

27. 雇主對製造、處置或使用乙類物質、丙類物質或丁類物質之設備，或儲存可生成該物質之儲槽等，因改造、修理或清掃等而拆卸該設備之作業或必須進入該設備等內部作業時，應依下列規定：

    (1) 派遣**特定化學物質作業主管從事監督作業。**

    (2) **決定作業方法及順序**，於**事前告知**從事作業之勞工。

    (3) **確實將該物質自該作業設備排出。**

    (4) 為使該設備連接之所有配管不致流入該物質，應將該**閥、旋塞等設計為雙重開關構造或設置盲板**等，並將「**不得開啟**」之**標示揭示於顯明易見之處。**

    (5) 作業設備之開口部，不致流入該物質至該設備者，均應予開放。

(6) 使用**換氣裝置**將設備內部**充分換氣**。

(7) 以**測定**方法確認作業設備內之該物質**濃度未超過容許濃度**，確認該設備適於作業前，應將「**不得將頭部伸入設備內**」之意旨，告知從事該作業之勞工

(8) **拆卸盲板時**，有該物質流出之虞者，**應於事前確認**在該盲板與其最接近之閥或旋塞間有**否該物質之滯留**，並採取適當措施。

(9) 在設備內部應置發生意外時能使勞工**立即避難之設備**或其他具有同等性能以上之設備。

(10)供給從事該作業之勞工穿著**不浸透性防護衣、防護手套、防護長鞋、呼吸用防護具等個人防護具**。

28. 雇主對物質發生漏洩致有危害勞工之虞時，應立即使勞工自作業場所避難。**在未確認不危害勞工之前，雇主應於顯明易見之處，揭示「禁止進入」之標示**。但在**使用防護具及特定化學物質作業主管指導下搶救人命及處理現場之必要作業者，不在此限**。

29. 雇主**應禁止與作業無關人員進入**下列作業場所，**並標示於顯明易見之處**：

(1) 製造、處置或使用乙類物質或丙類物質之作業場所。

(2) 設置特定化學設備之作業場所或設置特定化學設備之場所以外之場所中，處置或使用丙類第一種物質或丁類物質之合計在 100 公升以上者。

30. 雇主使勞工從事特定化學物質之**搬運或儲存時**，為防止該物質之漏洩、溢出，**應使用適當之容器或確實包裝，並保管該物質於一定之場所**。

31. 雇主對設置特定化學設備之作業場所，應設搶救組織，並每年對有關人員實施急救、避難知識等訓練，其相關執行紀錄，**應保存 3 年**。

32. 雇主應於製造、處置或使用乙類物質或丙類物質之作業場所以外之場

所設置休息室物質，物質為粉狀時，其休息室應依下列規定：

(1) 應於入口附近設置清潔用水或充分濕潤之墊席等，以清除附著於**鞋底之附著物**。

(2) 入口處應置有**衣服用刷**。

(3) 地面應為易於使用真空吸塵機吸塵或水洗之構造，並**每日清掃一次以上**。

(4) 雇主於勞工進入前項規定之休息室之前，應使其將附著物清除。

33. 雇主使勞工從事製造、處置或使用特定化學物質時，其身體或衣著有被污染之虞時，應設置洗眼、洗澡、漱口、更衣及洗濯等設備。

34. 特定化學物質為丙類第一種物質、丁類物質、鉻酸及其鹽類，或重鉻酸及其鹽類者，其作業場所，**應另設置緊急洗眼及沖淋設備**。

35. 雇主使勞工從事特定化學物質之作業時，應指定現場主管擔任特定化學物質作業主管，實際監督執行下列規定事項：

(1) **預防**從事作業之**勞工遭受污染或吸入該物質**。

(2) **決定作業方法並指揮勞工作業**。

(3) 保存**每月檢點局部排氣裝置**及其他預防勞工健康危害之**裝置一次**以上之紀錄。

(4) **監督勞工確實使用防護具**。

36. 雇主設置之密閉設備、局部排氣裝置或整體換氣裝置，應由專業人員妥為設計，並維持其性能。

37. 雇主設置局部排氣裝置時，應指派或委託經中央主管機關訓練合格之專業人員設計，並製作局部排氣裝置設計報告書。

38. **局部排氣裝置設置**完成後，應實施原始性能測試，並依測試結果製作原始**性能測試報告書**；其相關文件、**紀錄應保存 10 年**。

39. 局部排氣裝置，**改裝時，對其性能未有顯著影響者，不需製作局部排氣裝置設計以及性能測試報告書**。

40. 從事局部排氣裝置設計之專業人員，應具備法定資格並上完 72 小時課程訓練合格。並應接受在職教育訓練，其訓練時數每 3 年不得低於 12 小時。

41. 雇主**應禁止勞工在特定化學物質作業場所吸菸或飲食**，且應將其意旨**揭示於該作業場所之顯明易見之處**。

42. 雇主對製造、處置或使用特定管理物質之作業，應就下列事項記錄，並自該作業**勞工從事作業之日起保存 30 年**：

(1) 勞工之姓名。

(2) 從事之作業概況及作業期間。

(3) 勞工顯著遭受特定管理物質污染時，其經過概況及雇主所採取之緊急措施。

43. 雇主對製造、處置或使用特定化學物質之作業場所，應依下列規定置備與同一工作時間作業勞工人數相同數量以上之適當必要防護具，並保持其性能及清潔，使勞工於有暴露危害之虞時，確實使用：

(1) 為防止勞工於該作業場所吸入該物質之氣體、蒸氣或粉塵引起之健康危害，應置備必要之**呼吸用防護具**。

(2) 防止勞工於該作業場所接觸該物質等引起皮膚障害或吸收引起之健康危害，**應置備必要之不浸透性防護衣、防護手套、防護鞋及塗敷劑**等。

(3) 為防止特定化學物質對視機能之影響，應置備必要之**防護眼鏡**。

44. 雇主使用特定化學設備或其附屬設備實施作業時，為防止丙類第一種物質或丁類物質之漏洩，應就下列事項**訂定操作程序**，並依該程序實施作業：

(1) 供輸原料、材料予特定化學設備或**自該設備取出製品等時，使用之閥或旋塞等之操作**。

(2) **冷卻裝置、加熱裝置、攪拌裝置或壓縮裝置等之操作。**

(3) 計測裝置、控制裝置等之監視及調整。

(4) 安全閥、緊急遮斷裝置與其他安全裝置及自動警報裝置之調整。

(5) 檢點蓋板、凸緣、閥或旋塞等之接合部分有否漏洩該物質。

(6) 試料之採取。

(7) 特定化學管理設備，其運轉暫時或部分中斷時，於其運轉中斷或再行運轉時之緊急措施。

(8) 發生異常時之緊急措施。

【參考題庫】

（　②　）1.

依職業安全衛生管理辦法規定，雇主對化學設備或其附屬設備，應就規定事項多久實施定期檢查 1 次？①每 3 年②每 2 年③每年④每月。

解　職業安全衛生管理辦法第 38 條：

雇主對特定化學設備或其附屬設備，**應每二年依規定定期實施檢查一次**。

（　④　）2.

雇主使勞工從事特定化學物質作業，應使何人就其作業有關事項實施檢點？①雇主②該作業場所負責人③該作業主管④該勞工。

解　職業安全衛生管理辦法第 69 條：

雇主使勞工從事下列有害物作業時，**應使該勞工就其作業有關事項實施檢點**：有機溶劑作業、鉛作業與四烷基鉛作業、特定化學物質作業、粉塵作業等。

（　③　）3.

依特定化學物質危害預防標準規定，甲醛係屬下列何種特定化學物質？①甲類物質②乙類物質③丙類第 1 種物質④丁類物質。

解　說明如 3-3 特定化學物質作業主管相關法規及精選參考題庫，特定化學物質危害預防標準 1. 特定化學物質之分類規定一欄表所示，**甲醛係屬丙類第 1 種物質**。

（　③　）4.

依特定化學物質危害預防標準規定，氯乙烯係屬下列何種特

定化學物質？①甲類物質②乙類物質③丙類第 1 種物質④丁類物質。

解 說明如 3-3 特定化學物質作業主管相關法規及精選參考題庫，特定化學物質危害預防標準 1. 特定化學物質之分類規定一欄表所示，**氯乙烯係屬丙類第 1 種物質**。

（ ③ ）5.

依特定化學物質危害預防標準規定，石綿（不含褐石綿、青石綿）被分類為？①丙類第 1 種物質②丙類第 2 種物質③丙類第 3 種物質④丙類第 4 種物質。

解 說明如 3-3 特定化學物質作業主管相關法規及精選參考題庫，特定化學物質危害預防標準 1. 特定化學物質之分類規定一欄表所示，**石綿（不含褐石綿、青石綿）屬丙類第 3 種物質**。

（ ③ ）6.

下列何者屬特定化學物質中之甲類物質？①硫化氫②一氧化碳③多氯聯苯④硫酸。

解 說明如 3-3 特定化學物質作業主管相關法規及精選參考題庫，特定化學物質危害預防標準 1. 特定化學物質之分類規定一欄表所示，**多氯聯苯係屬甲類物質**。

（ ④ ）7.

依特定化學物質危害預防標準規定，下列何者為非？①雇主應於作業場所指定現場主管擔任特定化學物質監督作業②局部排氣裝置，應儘量縮短導管長度③多氯聯苯屬於甲類物質④甲基汞化合物屬於乙類物質。

解 說明如 3-3 特定化學物質作業主管相關法規及精選參考題庫，特定化學物質危害預防標準 1. 特定化學物質之分

類規定一欄表所示，**甲基汞化合物係屬甲類物質。**

（　②　）8.

下列何者屬特定化學物質中之乙類物質？①鉻酸及其鹽類②鈹及其化合物③苯④含苯膠糊。

> **解** 說明如 3-3 特定化學物質作業主管相關法規及精選參考題庫，特定化學物質危害預防標準 1. 特定化學物質之分類規定一欄表所示，**鈹及其化合物係屬乙類物質。**

（　③　）9.

依特定化學物質危害預防標準，從事下列何種作業時，雇主應指定現場主管擔任特定化學物質作業主管？①丙酮②汽油③硫化氫④乙醇。

> **解** 說明如 3-3 特定化學物質作業主管相關法規及精選參考題庫，特定化學物質危害預防標準 1. 特定化學物質之分類規定一欄表所示，**硫化氫係屬丙類第 1 種物質**，應指定特定化學物質作業主管。

（　①　）10.

特定化學物質危害預防標準中所稱之化學管理設備，係指可能因下列何種異常致漏洩丙類第一種物質及丁類物質之特定化學設備？①放熱反應②吸熱反應③冷卻反應④核反應。

> **解** 特定化學物質危害預防標準第 5 條：
> 本標準所稱特定化學管理設備，指特定化學設備中**進行放熱反應**之反應槽等，且有因異常化學反應等，**致漏洩丙類第一種物質或丁類物質之虞者**。

（　①　）11.

雇主不得使勞工從事製造、處置、使用之特定化學物質為下列何者？①甲類物質②乙類物質③丙類物質④丁類物質。

> 解 特定化學物質危害預防標準第 7 條：
>
> **雇主不得使勞工從事製造、處置或使用甲類物質**。但供試驗或研究者，不在此限。
>
> 前項供試驗或研究之甲類物質，雇主應依管制性化學品之指定及運作許可管理辦法規定，向中央主管機關申請許可。

(④) 12.

　　特定化學物質甲類設施下列何者為非？①不得使勞工從事製造或使用甲類物質②供研究或試驗時應填具申請書，報請勞動檢查機構審查③中央主管機關核定④以上皆非。

> 解 說明如 3-3 特定化學物質作業主管相關法規及精選參考題庫參考題庫第 11 題。

(①) 13.

　　特定化學物質甲類設備應為？①密閉設備②開放設備③半開放設備④無規定。

> 解 特定化學物質危害預防標準第 8 條第 1 款：
>
> 雇主使勞工從事試驗或研究甲類物質時，應依下列規定辦理：
>
> 一、**製造設備應為密閉設備**。但在作業性質上設置該項設備顯有困難，而將其置於氣櫃內者，不在此限。
>
> 二、…等七款。

(②) 14.

　　使勞工從事製造下列何種特定化學物質時，應報請勞動檢查機構許可？①甲類物質②乙類物質③丙類物質④丁類物質。

> 解 特定化學物質危害預防標準第 9 條：
>
> 雇主使勞工從事製造、處置或使用經中央主管機關**指定**

為管制性化學品之乙類物質，除依管制性化學品之指定及運作許可管理辦法申請許可外，應依本標準規定辦理，**報請勞動檢查機構許可**。

（　②　）15.

雇主依特定化學物質危害預防標準規定設置之局部排氣裝置，下列規定何者錯誤？①氣罩應置於每一氣體、蒸汽或粉塵發生源②應盡量延長導管長度，減少彎曲數目③設置有除塵裝置或廢氣處理裝置者，其排氣機應置於該裝置之後④排氣孔應置於室外。

解　特定化學物質危害預防標準第 17 條第 2 款：

雇主依本標準規定設置之局部排氣裝置，應依下列規定：

一、**氣罩應置於每一氣體**、蒸氣或粉塵發生源；如為外裝型或接受型之氣罩，則**應儘量接近各該發生源設置**。

二、應儘量**縮短導管長度**、**減少彎曲數目**，且應於適當處所**設置易於清掃之清潔口與測定孔**。

三、設置有除塵裝置或廢氣處理裝置者，其**排氣機應置於該裝置之後**。但所吸引之氣體、蒸氣或粉塵無爆炸之虞且不致腐蝕該排氣機者，不在此限。

四、**排氣口應置於室外**。

五、於製造或處置特定化學物質之**作業時間內有效運轉（持續續通風）**，降低空氣中有害物濃度。

六、**局部排氣裝置**，應於**氣罩連接導管適當處所，設置監測靜壓**、**流速**或其他足以**顯示該設備正常運轉之裝置**。

(②) 16.

依特定化學物質危害預防標準規定，使勞工處置丙類第一種或丁類特定化學物質合計在多少公升以上時，應置備該物質等洩漏時能迅速告知有關人員之警報用器具及除危害必要之藥劑、器具等設施？① 50 ② 100 ③ 300 ④ 500　公升。

解 特定化學物質危害預防標準第 23 條：

雇主使勞工處置、使用丙類第一種物質或丁類物質之合計在**100公升**（氣體以其容積一立方公尺換算為二公升。以下均同。）以上時，應置備該物質等漏洩時能迅速告知有關人員之警報用器具及除卻危害之必要藥劑、器具等設施。

(②) 17.

依特定化學物質危害預防標準規定，雇主對特定化學管理設備，為早期掌握其異常化學反應等之發生，下列何者非應設適當之計測裝置？①溫度計②濕度計③流量計④壓力計。

解 特定化學物質危害預防標準第 26 條：

雇主對特定化學管理設備，為早期掌握其異常化學反應等之發生，**應設適當之溫度計、流量計及壓力計等計測裝置**。

(①) 18.

依據「特定化學物質危害預防標準」之規定，雇主應於製造、處置或使用乙類物質或丙類物質之作業場所以外之場所設置休息室。若物質為粉狀時，其休息室之規定下列何者錯誤？①應設置空氣噴槍讓勞工清除身上的粉塵②入口處應置有衣服用刷③地面應為易於使用真空吸塵機吸塵或水洗之構造，並每日清掃一次以上④應於入口附近設置清潔用水或充分濕

潤之墊席等，以清除附著於鞋底之附著物。

解 特定化學物質危害預防標準第 35 條：

雇主應於製造、處置或使用乙類物質或丙類物質之作業場所以外之場所設置休息室。

前項物質為粉狀時，其休息室應依下列規定：

一、應於入口附近設置清潔用水或充分濕潤之墊席等，以清除附著於鞋底之附著物。

二、入口處應置有衣服用刷。

三、地面應為易於使用真空吸塵機吸塵或水洗之構造，並每日清掃一次以上。

雇主於勞工進入前項規定之休息室之前，應使其將附著物清除。

（　②　）19.

下列何種特定化學物質之作業場所應設置緊急沖淋設備？①乙類②丙類第一種③丙類第二種④丙類第三種。

解 特定化學物質危害預防標準第 36 條：

特定化學物質為**丙類第一種物質、丁類物質**、鉻酸及其鹽類，或重鉻酸及其鹽類者，其作業場所，**應另設置緊急洗眼及沖淋設備**。

（　④　）20.

下列設備應由專業人員妥為設計並維持其性能？①密閉設備②局部排氣裝置③整體換氣裝置④以上皆是。

解 特定化學物質危害預防標準第 38 條：

雇主設置之**密閉設備、局部排氣裝置或整體換氣裝置**，應由專業人員妥為設計，並維持其性能。

（　④　）21.

依特定化學物質危害預防標準規定，有關氯氣處置作業場所吸菸及飲食之規定，下列何者正確？①可吸菸，不可飲食②可飲食，不可吸菸③吸菸及飲食皆可④吸菸及飲食皆不可。

解 特定化學物質危害預防標準第 40 條：

雇主應禁止勞工在特定化學物質作業場所吸菸或飲食，且應將其意旨揭示於該作業場所之顯明易見之處。

（　④　）22.

雇主對製造、處置或使用特定管理物質之作業，自該作業勞工從事作業之日起保存多少年？① 3 ② 10 ③ 20 ④ 30　年。

解 特定化學物質危害預防標準第 41 條：

雇主對製造、處置或使用特定管理物質之作業，應就下列事項記錄，並**自該作業勞工從事作業之日起保存 30 年**：

一、勞工之姓名。

二、從事之作業概況及作業期間。

三、勞工顯著遭受特定管理物質污染時，其經過概況及雇主所採取之緊急措施。

（　①　）23.

不得使勞工從事以？①苯②甲苯③二甲苯④苯環。

解 特定化學物質危害預防標準第 47 條：

雇主不得使勞工從事以苯等為溶劑之作業。但作業設備為密閉設備或採用不使勞工直接與苯等接觸並設置包圍型局部排氣裝置者，不在此限。

（　③　）24.

下列何者非為防範有害物食入之方法？①不在工作場所進食

或飲水②有害物與食物隔離③穿工作服④禁止攜帶食物進入
該作業場所。

解　穿工作服與防範有害物時入之方法無關聯。

(①) 25.

眼內進入化學物或異物，最好能立即用下列何者沖洗眼睛？
①乾淨的清水②眼藥水③藥物或油膏④只能用乾淨的布。

解　為避免有其他化學反應之影響，乾淨的清水為最佳的處
理方法。

(④) 26.

下列何種物質置放於高溫或劇烈摩擦下較易爆炸？①水溶液
②中性物質③還原性物質④氧化性物質。

解　氧化性物質，是指本身未必燃燒，但可釋放出氧，可能
引起或促使其他物質燃燒的一種**化學性質比較活潑的物**
質。

(①) 27.

下列何種危險物，為防止爆炸火災，不得使其接觸促進其分
解之物質，並不得予以加熱摩擦或撞擊？①氧化性物質②著
火性物質③爆炸性物質④易燃液體。

解　說明如 3-3 特定化學物質作業主管相關法規及精選參考
題庫，參考題庫第 26 題，為氧化性物質。

(①) 28.

假設同時暴露於鉛及砷所造成之危害，與分別暴露後各自所
造成之危害總和相同，此現象係屬於下列何者？①相加作用
②相減作用③相乘作用④相除作用。

解　相加作用指**兩種性質相同**的藥物聯合應用所產生的效應
等於或接近兩藥分別應用所產生的**效應之和**。

（　④　）29.

下列那項不是特定化學作業時之良好管理措施？①有效清查化學品之存量、位置及使用人是否接受安全訓練②提供安全資料表③容器標示④對新進員工依法實施 1 小時危害通識訓練。

解 對於新進員工所執行之教育訓練，最少時數**應以 3 小時為基準**。

（　④　）30.

特定化學物質危害預防標準分為哪四類？①第一到四類② ABCD ③以上皆非④甲乙丙丁。

解 說明如 3-3 特定化學物質作業主管相關法規及精選參考題庫，特定化學物質危害預防標準 1. 特定化學物質之分類規定一欄表所示，**共分為甲乙丙丁等四類**。

3-4 粉塵作業主管相關法規及精選參考題庫

【粉塵危害預防標準】

1. 適用從事粉塵作業有關適用作業之事業一覽表：

> (1) 採掘礦物等（不包括濕潤土石）場所之作業。但於坑外以濕式採掘之作業及於室外非以動力或非以爆破採掘之作業除外。
>
> (2) 積載有礦物等（不包括濕潤物）車荷台以翻覆或傾斜方式卸礦場所之作業，但 (3)、(9) 或 (18) 所列之作業除外。
>
> (3) 於坑內礦物等之搗碎、粉碎、篩選或裝卸場所之作業。但濕潤礦物等之裝卸作業及於水中實施搗碎、粉碎或篩選之作業除外。
>
> (4) 於坑內搬運礦物等（不包括濕潤物）場所之作業。但駕駛裝載礦物等之牽引車輛之作業除外。
>
> (5) 於坑內從事礦物等（不包括濕潤物）之充填或散布石粉之場所作業。
>
> (6) 岩石或礦物之切斷、雕刻或修飾場所之作業（不包括 (13) 所列作業）。但使用火焰切斷、修飾之作業除外。
>
> (7) 以研磨材吹噴研磨或用研磨材以動力研磨岩石、礦物或從事金屬或削除毛邊或切斷金屬場所之作業。但 (6) 所列之作業除外。
>
> (8) 以動力從事搗碎、粉碎或篩選土石、岩石、礦物、碳原料或鋁箔場所之作業（不包括 (3)、(15) 或 (19) 所列之作業）。但於水中或油中以動力搗碎、粉碎或修飾之作業除外。
>
> (9) 水泥、飛灰或粉狀之礦石、碳原料或碳製品之乾燥、袋裝或裝卸場所之作業。但 (3)、(16) 或 (18) 所列之作業除外。
>
> (10) 粉狀鋁或二氧化鈦之袋裝場所之作業。
>
> (11) 以粉狀之礦物等或碳原料為原料或材料物品之製造或加工過程中，將粉狀之礦物等石、碳原料或含有此等之混合物之混入、混合或散布場所之作業。但 (12)、(13) 或 (14) 所列之作業除外。
>
> (12) 於製造玻璃或琺瑯過程中從事原料混合場所之作業或將原料或調合物投入熔化爐之作業。但於水中從事混合原料之作業除外。
>
> (13) 陶磁器、耐火物、矽藻土製品或研磨材製造過程中，從事原料之混合或成形、原料或半製品之乾燥、半製品裝載於車台，或半製品或製品自車台卸車、修飾或打包場所、或空內之作業。但於陶磁器製品過程中原料灌注成形、半製品之修飾或製品打包之作業及於水中混合原料之作業除外。
>
> (14) 於製造碳製品過程中、從事碳原料混合或成形、半成品入窯或半成品、成品出窯或修飾場所之作業。但於水中混合原料之作業除外。

(15) 從事使用砂模、製造鑄件過程中拆除砂模、除砂、再生砂、將砂混鍊或削除鑄毛邊場所之作業（不包括 (7) 所列之作業）。但於水中將砂再生之作業除外。

(16) 從事靠泊礦石專用碼頭之礦石專用船艙內將礦物等（不包括濕潤物）攪落或攪集之作業。

(17) 在金屬、其他無機物鍊製或融解過程中，將土石或礦物投入開放爐、熔結出漿或翻砂場所之作業。但自轉爐出漿或以金屬模翻砂場所之作業除外。

(18) 燃燒粉狀之鑄物過程中或鍊製、融解金屬、其他無機物過程中將附著於爐、煙道、煙囪等或附著、堆積之礦渣、灰之清落、清除、裝卸或投入於容器場所之作業。

(19) 使用耐火物構築爐或修築或以耐火物製成爐之解體或搗碎之作業。

(20) 在室內、坑內或儲槽、船舶、管道、車輛等內部實施金屬熔斷、電焊熔接之作業。但在室內以自動熔斷或自動熔接之作業除外。

(21) 於金屬熔射場所之作業。

(22) 將附有粉塵之藺草等植物纖維之入庫、出庫、選別調整或編織場所之作業。

2. 特定粉塵作業：指粉塵作業中，其粉塵發生源為特定粉塵發生源者。

3. 礦物 (1) 存在於地殼中之土石、岩石或礦物 (2) 化學及物理性質與前款相同且均一之人工固體物質者。

4. 密閉設備：指密閉粉塵之發生源，使其不致散布之設備。

5. 局部排氣裝置：指藉動力強制吸引並排出已發散粉塵之設備。

6. 整體換氣裝置：指藉動力稀釋已發散之粉塵之設備。

7. 臨時性作業：指正常作業以外之作業，其作業期間**不超過 3 個月且 1 年內不再重覆者**。

8. 作業時間短暫：指同一特定粉塵發生源之特定粉塵作業，**其每日作業不超過 1 小時者**。

9. 作業期間短暫：指同一特定粉塵發生源之特定粉塵作業，**其作業期間不超過 1 個月，且確知自該作業終了日起 6 個月以內，不再實施該作業者**。

10. 粉塵作業之設備如應採取措施以連續注水或注油操作後，免適用粉塵

相關條款之作業，如下列 6 項：

(1) 粉塵作業適用範圍內 (3) 所列作業中，從事礦物等之篩選作業。

(2) 粉塵作業適用範圍內 (6) 所列作業中。

(3) 粉塵作業適用範圍內 (7) 所列作業中，以研磨材料吹噴研磨或用研磨材以動力研磨岩石、礦物或從事金屬或削除毛邊或切斷金屬之作業場所之作業。

(4) 粉塵作業適用範圍內 (8) 所列作業中，以動力從事篩選土石、岩石、礦物或碳原料之作業。

(5) 粉塵作業適用範圍內 (8) 所列作業中，在室外以動力從事搗碎或粉碎土石、岩石、礦物或碳原料之作業。

(6) 粉塵作業適用範圍內 (15) 所列之砂再生作業。

11. 雇主為防止特定粉塵發生源之粉塵之發散，應依特定處所列之每一特定粉塵發生源，分別設置對應所列設備之任何之一種或具同等以上性能之設備。

(1) 從事臨時性作業時。

(2) 從事同一特定粉塵發生源之作業時間短暫或作業期間短暫時。且雇主已供給從事特定粉塵作業之勞工使用適當之呼吸防護具時，不適用此規定。

12. 雇主就設置局部排氣裝置之特定粉塵發生源，設置有磨床、鼓式砂磨機等回轉機械時，應依下列之一設置氣罩：

(1) 可將回轉體機械裝置等全部包圍之方式。

(2) 設置之氣罩可在氣罩開口面覆蓋粉塵之擴散方向。

(3) 僅將回轉體部分包圍之方式。

13. 雇主對於從事特定粉塵作業以外之粉塵作業之（室內）坑內作業場所（平水坑除外），為防止粉塵之擴散，應設置換氣裝置或同等以上性能之設備。但臨時性作業、作業時間短暫或作業期間短暫，且供給勞

工使用適當之呼吸防護具時，不在此限，換氣裝置應具動力輸入外氣置換坑內空氣之設備。

14. 雇主設置之密閉設備、局部排氣裝置或整體換氣裝置，應由專業人員妥爲設計，並維持其性能。

15. 適於下列各款之一之特定粉塵作業，雇主除於室內作業場所設置整體換氣裝置及於坑內作業場所設置通風換氣裝置外，並使各該作業勞工使用適當之呼吸防護具時，得不適用規定：

    (1) 於使用前**直徑小於 30 公分之研磨輪**從事作業時。

    (2) 使用搗碎或粉碎之最大能力每小時**小於 20 公斤之搗碎機或粉碎機**從事作業時。

    (3) 使用篩選面積**小於 700 平方公分之篩選機**從事作業時。

    (4) 使用內容積**小於 18 公升之混合機**從事作業時。

16. 從事特定粉塵作業時，依作業場所之構造、作業性質等設置同條規定之設施顯有困難者，得由雇主填具下列各款規定之書面文件，向勞動檢查機構申請免除同條規定之設施：

    (1) 免適用設施許可申請書。

    (2) 比例**在 1% 以上**之作業場所略圖。

    (3) 工作計畫書。

    取得許可之雇主，其所從事之作業不適於原許可時，應以書面報告勞動檢查機構，勞動檢查機構接獲前項雇主之報告，或認爲雇主之作業不適於原許可時，應即取消該許可。

17. 雇主設置之局部排氣裝置，應依下列規定：

    (1) 氣罩宜**設置於每一粉塵發生源**，如採外裝型氣罩者，**應儘量接近發生源**。

    (2) **導管長度宜儘量縮短，肘管數應儘量減少**，並於適當位置開啓**易於清掃及測定之清潔口及測定孔**。

(3) 局部排氣裝置之排氣機，**應置於空氣清淨裝置後之位置**。

(4) **排氣口應設於室外**。但移動式局部排氣裝置或設置於特定粉塵發生源之局部排氣裝置設置過濾除塵方式或靜電除塵方式者，不在此限。

(5) 其他經中央主管機關指定者。

18. 粉塵危害預防管理之必要注意事項，應依下列規定：

(1) 雇主僱用勞工從事粉塵作業時，**應指定粉塵作業主管，從事監督作業**。

(2) 局部排氣裝置或整體換氣裝置，於粉塵作業時間內，**應不得停止運轉**。

(3) 局部排氣裝置或整體換氣裝置，應置於使排氣或換氣不受阻礙之處，使之有效運轉。

(4) 濕式衝擊式鑿岩機於實施特定粉塵作業時，應使之有效給水。

(5) 粉塵發生源之濕潤狀態之設備，於粉塵作業時，對該粉塵發生處所**應保持濕潤狀態**。

(6) 粉塵作業場所實施通風設備運轉狀況、勞工作業情形、空氣流通效果及粉塵狀況等**隨時確認**，並採取必要措施。

(7) 預防粉塵危害之必要注意事項，應通告全體有關勞工。

(8) 雇主應**公告**粉塵作業場所**禁止飲食或吸菸，並揭示於明顯易見之處所**。

(9) 雇主對室內粉塵作業場所至少**每日應清掃一次以上**。

(10)雇主至少**每月應定期使用真空吸塵器或以水沖洗等不致發生粉塵飛揚之方法**，清除室內作業場所之地面、設備。

(11)雇主使勞工戴用**輸氣管面罩之連續作業時間，每次不得超過 1 小時**。

(12)確實實施噴水工作，抑制粉塵飛揚。

(13)粉狀原物料、半成品或成品應儲存適當場所並防止粉塵飛揚。

(14)從事粉塵作業時，注意配戴防塵口罩，預防肺部疾病。

(15)從事粉塵作業勞工應接受預防塵肺症之必要安全衛生教育訓練。

(16)粉塵作業勞工應接受定期特別危害健康作業健康檢查，並遵從醫師指導。

19. 空氣中粉塵容許濃度種類一覽表：

空氣中粉塵容許濃度種類一覽表	
種類	粉塵
第一種粉塵	含結晶型游離二氧化矽 **10% 以上**之礦物性粉塵
第二種粉塵	含結晶型游離二氧化矽 **未滿 10%** 之礦物性粉塵
第三種粉塵	**石綿纖維**
第四種粉塵	**厭惡性粉塵**

20. 設置之局部排氣裝置（在特定粉塵發生源設置有磨床、鼓式砂磨機等除外），應設置同下表下欄所列形式以外之氣罩：

特定粉塵發生源	氣罩型式
室內以動力（手提式或可搬動式動力工具除外）切斷、雕刻或修飾所列從岩石或礦石切斷之處所。	外裝型氣罩上方吸引式
室內以研磨材噴射、研磨或岩石、礦物之雕刻之處所。	外裝型氣罩
室內以動力（手提式動力工具除外）土石、岩石、礦物、碳原料或鋁箔之搗碎、粉碎處所。	外裝型氣罩下方吸引式
室內以動力（手提式動力工具除外）土石、岩石礦物、碳原料或鋁箔之修飾處所。	外裝型氣罩
室內將半製品或製品以動力（手提式動力工具除外）修飾所列使用壓縮空氣除塵之處所。	外裝型氣罩上方吸引式
室內以拆模裝置從事拆除砂模或除砂（手提式動力工具除外）之處所。	外裝型氣罩上方吸引式
室內以拆模裝置從事動力（手提式動力工具除外）再生砂之處所。	外裝型氣罩

21. 常見粒狀相關名詞解釋：

    (1) 粉塵（dust）：固體粒子之浮游於空氣中者，一般粒徑在 100μm 以下，在作業環境空氣中會停留一段時間，粒徑在 10μm 以下者，會進入呼吸器官，沉著肺部氣體交換區者。

    (2) 霧滴（mist）：由蒸氣係經由凝結（condensation）過程所形成之細小液滴，硫酸霧滴（約 0.8u 至 5.5u）鉻酸霧滴鹽酸霧滴（約 5u 至 100u）。

    (3) 燻煙（fume）：金屬或其氧化物之凝結物（昇華、揮發、蒸餾、燃燒或化學反應 >>> 氣態物 >> 凝結物）：如氧化鋅、氯化銨、氧化鐵（約 0.1u 至 1u）。

    (4) 煙塵（smoke）：係經由不完全燃燒所產生的固態或液態之顆粒。煙塵本亦由許多小顆粒結聚而成，其結聚後之煙塵形狀十分複雜，含碳、煙塵、煤、油、煙草燃燒不完全燃燒之粒狀混合物粒徑範圍（0.01～1um）粒子具布朗運動特性（約 0.01u 至 1u）

    (5) 霧（fog）：由液體以機械力量分散至空氣中之液體小滴。

    (6) 煙霧（Smog）：空氣污染物經由光化學作用產生化學煙霧。

    (7) 氣膠（aerosol）：各種固相或液相之為小顆粒分散於氣相中組成。

    (8) 噴霧（spray）：或稱為液滴（droplet），係一種經由機械力所產生的液態粒子，其初始生成粒徑大小約略與粉塵相同，但受限於液體之表面張力，其粒徑鮮少大於 100m。

    (9) 纖維（fiber）：石綿、棉花（單位 f/cc）

【參考題庫】

(①) 1.
雇主僱用勞工從事粉塵作業時，應指定誰從事監督作業？①粉塵作業主管②有機溶劑作業主管③缺氧作業主管④職業安全衛生人員。

解　如題目所稱粉塵作業，故應指定合格之粉塵作業主管從事監督作業。

(②) 2.
粉塵之監測紀錄應保存？① 3 年② 10 年③ 30 年④無特別規定。

解　依勞工作業環境監測規定，**粉塵之監測記錄應至少保存10 年**。

(③) 3.
從事粉塵作業之各項特殊體格（健康）檢查紀錄，應至少保存？① 7 年② 10 年③ 30 年④無特別規定。

解　依勞工健康保護規則之規定，從事粉塵作業之勞工，**特殊體格（健康）檢查紀錄應至少保存 30 年**。

(④) 4.
雇主於粉塵作業可透過何種管理來改善粉塵作業環境？①工程控制②健康管理③行政管理④以上皆是。

解　可經由上述所列之管控方式來管理粉塵作業之環境。

(①) 5.
雇主使勞工從事粉塵作業時，應使何人就其作業有關事項實施檢點？①該勞工②該作業主管③雇主④該作業場所負責人。

解　職業安全衛生管理辦法第 69 條：

雇主使勞工從事下列有害物作業時，**應使該勞**工就其作業有關事項**實施檢點**：1. 有機溶劑作業。2. 鉛作業。3. 四烷基鉛作業。4. 特定化學物質作業。5. 粉塵作業。

（　③　）6.

依粉塵危害預防標準規定，雇主使勞工於室內從事水泥袋裝之處所，應採設備為何？①設置密閉設備②維持濕潤狀態③設置局部排氣裝置④設置整體換氣。

解　粉塵危害預防標準第 6 條：

雇主為防止特定粉塵發生源之粉塵之發散，應每一特定粉塵發生源，分別設置對應同表該欄所列設備之任何之一種或具同等以上性能之設備（室內水泥作業）。

粉塵危害預防標準第 7 條：

雇主依規定設置之局部排氣裝置（在特定粉塵發生源設置有磨床、鼓式砂磨機等除外），應就特定粉塵發生源，設置同氣罩。

（　①　）7.

依粉塵危害預防標準規定，下述何者有誤？①至少每 4 小時清掃 1 次以上②作業場所禁止飲食③應指定粉塵作業主管④若作業場所對於粉塵飛揚之清掃方法有困難，可以採行供給勞工使用呼吸防護具，以代替每日至少清掃1次以上之規定。

解　粉塵危害預防標準第 22 條：

雇主對**室內粉塵作業場所至少每日應清掃一次以上。**

雇主至少**每月應定期使用真空吸塵器或以水沖洗等不致發生粉塵飛揚之方法，清除室內作業場所之地面、設備**。但使用不致發生粉塵飛揚之清掃方法顯有困難，並已供給勞工使用適當之呼吸防護具時，不在此限。

（　①　）8.

依粉塵危害預防標準規定，勞工戴用輸氣管面罩之連續作業時間，每次不得超過多少小時？①1②2③3④4　小時。

解 粉塵危害預防標準第24條：

雇主使勞工戴用**輸氣管面罩之連續作業時間，每次不得超過1小時**。

（　①　）9.

下列特性何者無法表示麵粉粉塵爆炸之可能？①閃火點②爆炸下限③最低著火能量④自燃溫度。

解 粉末撒到空中，當粉末接觸到空氣，接觸到高溫或摩擦，就會因為顆粒濃度變高而發生爆炸。而粒徑越小，接觸表面積越大，形狀越不規則，越增加摩擦，皆愈易發火。大致5種要素組成。

「可燃性粉塵」、「散布」、「起火源」、「局限空間」、「充足氧氣」。

（　④　）10.

下列何種方式無法於粉塵作業場所有效預防塵爆之發生或降低塵爆之嚴重度？①設備與配管接地與等電位連結②裝設洩爆門或破裂片③用惰性氣體充填粉體儲槽④使用壓縮空氣吹去可燃性粉塵以避免其堆積。

解 壓縮空氣吹去可燃性粉塵時會讓勞工處於發火源潛在危險，**應保持整潔，每日作業完後清潔，避免粉塵堆積**。

（　③　）11.

以下何者被吸入人體，較可能會導致肺部纖維化？①鉛②氧化鐵③游離二氧化矽④石膏。

解 引起塵肺症最主要的原因之一，為暴露於**可呼吸性之結**

晶型游離二氧化矽粉塵，此粉塵一旦吸入人體內，將沈積於肺泡中造成肺部纖維化之不可逆病變，也就是所謂的塵肺症。

（　④　）12.

口罩濕了就該換，下列何者為其主要理由？①口罩變重而佩戴不牢②口罩外表層黏住粉塵③口罩會溶解而破掉④導致更多空氣從側邊進入口罩內。

解　戴口罩時，要求的是密合，口罩與臉部的縫隙越少越好，阻絕病毒的效能才會好。

（　①　）13.

由機械方法造成懸浮於空氣中的固體微粒為下列何者？①粉塵②霧滴③煙霧④燻煙。

解　以物理性力量如機械方法造成懸浮於空氣中的固體微粒之粉。

（　③　）14.

製造含鉛顏料之工廠，其成品乾燥後之粉碎作業易使勞工暴露於下列何種形態之鉛？①燻煙②霧滴③粉塵④煙霧。

解　說明如 3-4 粉塵作業主管相關法規及精選參考題庫，第13 題所示，乾燥後之粉碎作業為粉塵之型態。

（　②　）15.

執行作業環境空氣中的粉塵、金屬燻煙等有害物的採集，常用下列何種捕集方法？①固體捕集法②過濾捕集法③冷卻凝縮捕集法④直接捕集法。

解　過濾捕集法是目前最常用來捕集粒狀污染物的採樣法。

（　①　）16.

採集鉛塵時，其採樣介質一般為下列何者？①混合纖維素酯

濾紙②矽膠③吸收液④活性碳。

> **解** 我國金屬粉塵採樣是參考 CLA3011 採樣分析方法，使用混合纖維素酯濾紙捕集金屬粉塵。

(③) 17.

依粉塵危害預防標準規定，設置局部排氣之規定，下列哪項非正確？①氣罩宜設置於每一粉塵發生源②導管長度宜儘量縮短③肘管數盡量增多，並於適當位置開啓易於清掃之清潔口④排氣機應設置置於室外。

> **解** 粉塵危害預防標準第 15 條：
>
> 一、氣罩宜設置於每一粉塵發生源，如採外裝型氣罩者，**應儘量接近發生源**。
>
> 二、**導管長度宜儘量縮短，肘管數應儘量減少**，並於適當位置開啓於清掃及測定之清潔口及測定孔。
>
> 三、局部排氣裝置之**排氣機，應置於空氣清淨裝置後之位置**。
>
> 四、排氣口應設於室外。但移動式局部排氣裝置或設置特定粉塵發生源之局部排氣裝置設置過濾除塵方式或靜電除塵方式者，不在限。
>
> 五、其他經中央主管機關指定者。

(④) 18.

粉塵作業應確實裝設有效之通風換氣設施應以下列何者為主？①送風機②清洗機③抽氣機④局部排氣裝置。

> **解** 以局部排氣裝置為粉塵作業最有效之通風換氣設施。

(④) 19.

設置局部排氣裝置之特定粉塵發生源，設置有磨床、鼓式砂磨機等回轉機械時，應依下列之一設置氣罩？①僅將回轉體

部分包圍之方式②可將回轉體機械裝置等全部包圍之方式③設置之氣罩可在氣罩開口面覆蓋粉塵之擴散方向④以上皆是。

> **解**　粉塵危害預防標準第 9 條：
>
> 設置局部排氣裝置之特定粉塵發生源，設置有磨床、鼓式砂磨機等回轉機械時，應依下列之一設置氣罩：
>
> 一、可將回轉體機械裝置等全部包圍之方式。
>
> 二、設置之氣罩可在氣罩開口面覆蓋粉塵之擴散方向。
>
> 三、僅將回轉體部分包圍之方式。

（　①　）20.

密閉設備意指密閉粉塵之發生源，使其如何散布之設備？①不致②對流③擾流④亂流。

> **解**　粉塵危害預防標準第 3 條第 5 款：
>
> 密閉設備：指密閉粉塵之發生源，使其**不致**散布之設備。

（　②　）21.

局部排氣裝置意指藉動力如何吸引並排出已發散粉塵之設備？①排除②強制③傳導④自動。

> **解**　粉塵危害預防標準第 3 條第 6 款：
>
> 局部排氣裝置：指藉動力**強制**吸引並排出已發散粉塵之設備。

（　③　）22.

整體換氣裝置意指藉動力從事何項已發散之粉塵之設備？①排除②強制③稀釋④吸引。

> **解**　粉塵危害預防標準第 3 條第 7 款：
>
> 整體換氣裝置：指藉動力**稀釋**已發散之粉塵之設備。

（　②　）23.

局部排氣裝置或整體換氣裝置，於粉塵作業時間內，應停止

運轉？①得②不得③隨機④沒有規定。

解 粉塵危害預防標準第 16 條：

局部排氣裝置或整體換氣裝置，於**粉塵作業時間內，應不得停止運轉**。

局部排氣裝置或整體換氣裝置，應置於使排氣或換氣不受阻礙之處，使之有效運轉。

(②) 24.

雇主依規定設置之濕式衝擊式鑿岩機於實施特定粉塵作業時，應使之有效給裝置系統？①空氣②水③電④照明。

解 粉塵危害預防標準第 17 條：

設置之濕式衝擊式鑿岩機於實施特定粉塵作業時，**應使之有效給水**。

(①) 25.

雇主使勞工從事粉塵作業時，應依下列規定辦理，那項有誤？①可隨時增加作業期限②對粉塵作業場所實施通風設備運轉狀況、勞工作業情形③預防粉塵危害之必要注意事項，應通告全體有關勞工④空氣流通效果及粉塵狀況等隨時確認，並採取必要措施。

解 作業期限不得隨時增加，避免危害勞工身心健康之虞。

(③) 26.

雇主至少多久應定期使用真空吸塵器或以水沖洗等不致發生粉塵飛揚之方法，清除室內作業場所之地面、設備？①每日②每週③每月④依勞工習慣。

解 說明如 3-4 粉塵作業主管相關法規及精選參考題庫，第 7 題所示，**應至少每月定期清除乙次**。

（　④　）27.

應置備適當之呼吸防護具，下列何種以供粉塵作業勞工使用？①防塵口罩②空氣呼吸器③輸氣管面罩④以上皆是。

解　上述三種均為適當之呼吸防護具。

（　①　）28.

粉塵作業為那些項目，何者有誤？①作業現場空氣對流揚起防塵②於坑內礦物等之搗碎、粉碎、篩選或裝卸場所之作業空氣呼吸器③採掘礦物等不包括濕潤土（石）場所之作業④積載有礦物等（不包括濕潤物）車荷台以翻覆或傾斜方式卸礦場所之作業。

解　作業現場空氣對流揚起防塵，為一般作業常出現之粉塵，非粉塵作業定義上的作業項目。

（　④　）29.

減少勞工暴露粉塵步驟？①辨識、取代、改變製程②控制系統、局部排氣、潤濕物料③稀釋或隔離④以上皆是。

解　上述三種均對於勞工有減少勞工暴露粉塵。

（　①　）30.

下列何者屬依粉塵危害預防標準所稱之特定粉塵發生源？①於室內非以手提式熔射機熔射金屬之作業②使用耐火磚之構築爐作業③在室內實施金屬電焊作業④在室內實施金屬熔斷作業。

解　室內非以手提式熔射機熔射金屬之作業屬於特定粉塵發生源。

（　④　）31.

依粉塵危害預防標準規定，對於粉塵作業場所應多久時間內確認實施通風設備運轉狀況、勞工作業情形、空氣流通效果

及粉塵狀況等，並採取必要措施？①每天②每週③每月④隨時。

解　粉塵危害預防標準第 19 條：

雇主使勞工從事粉塵作業時，應依下列規定辦理：

一、對粉塵作業場所實施通風設備運轉狀況、勞工作業情形、空氣流通效果及粉塵狀況等**隨時確認**，並採取必要措施。

二、預防粉塵危害之必要注意事項，應通告全體有關勞工。

（　④　）32.

勞工作業環境空氣中有害物容許濃度表中備註欄未加註可呼吸性粉塵，則表示該物質應測下列何種容許濃度？①可呼吸性粉塵②厭惡性粉塵③可吸入性粉塵④總粉塵。

解　未加註可呼吸性、可吸入性、厭惡性粉塵等，則表示測總粉塵。

（　④　）33.

勞工作業環境空氣中有害物容許濃度表中屬第四種粉塵亦稱為？①含結晶型游離二氧化矽 10% 以上之礦物性粉塵②含結晶型游離二氧化矽未滿 10% 之礦物性粉塵③石綿纖維④厭惡性粉塵。

解　空氣中粉塵容許濃度一覽表：

種類	粉塵
第一種粉塵	含結晶型游離二氧化矽 10% 以上之礦物性粉塵
第二種粉塵	含結晶型游離二氧化矽未滿 10% 之礦物性粉塵

種類	粉塵
第三種粉塵	石綿纖維
第四種粉塵	厭惡性粉塵

(④) 34.

下列何者不是石綿可能引起之疾病？①塵肺症②肺癌③間皮瘤④肺結核。

解　肺結核俗稱肺癆，它是由於結核分枝桿菌經由空氣傳播所引起的肺部感染性疾病。在台灣，結核病屬於「第三類法定傳染病」，一旦確認病人罹患結核病，醫護人員應於一週內向所在地主管機關報告，必要時，進行病人隔離治療，與石綿引起較無相關。

(③) 35.

吸菸與石綿暴露之致癌性關係為下列何者？①獨立效應②相加效應③相乘效應④拮抗效應。

解　吸菸加上石綿暴露，對於致癌性會加劇影響，此關係相乘效應。

(③) 36.

一般礦物性粉塵或厭惡性粉塵之濃度，以下列何者表示？① ppm ② % ③ mg/m^3 ④ f/cc。

解　為每立方公尺毫克數，指溫度在攝氏 25 度、一大氣壓條件下，每立方公尺空氣中粒狀或氣狀有害物之毫克數。

(②) 37.

測定空氣中石綿的濃度單位是下列何者？① ppm ② f/cc ③ mg/m^3 ④ %。

解　為每立方公分根數，指溫度在攝氏 25 度、一大氣壓條件

下，每立方公分纖維根數。

(①) 38.

可吸入性粉塵是指下列何種粉塵？①可經由口鼻進入人體者②可通過咽喉者③可抵達支氣管者④可抵達終端氣管支、肺泡管及肺泡者。

解 為 10μm 以上至 100μm 以下粉塵之粒徑，可經由口鼻進入人體。

(④) 39.

可呼吸性粉塵是指下列何種粉塵？①可經由口鼻進入人體者②可通過咽喉者③可抵達支氣管者④可抵達終端氣管支、肺泡管及肺泡者。

解 為 4μm 以下粉塵之粒徑，可抵達終端氣管支、肺泡管及肺泡。

(②) 40.

粉塵危害預防管理措施，何者有誤？①從事粉塵作業時，應指定粉塵作業主管，從事監督作業②粉塵作業盡可能在下風處，以免吸入粉塵③確實檢查密閉設備，杜絕粉塵洩漏④確實實施噴水工作，抑制粉塵飛揚。

解 不論是粉塵作業亦或是其他有害作業，消防滅火器之噴灑，均應處在於上風處，以免吸入上述有害物質。

(④) 41.

依粉塵危害預防標準規定，使勞工於室內混合粉狀之礦物等、碳原料及含有此等物質之混入或散布之處所，下列何項不符合規定？①密閉設備②局部排氣裝置③維持場所濕潤狀態④整體換氣裝置。

解 粉塵作業場所屬於危害污染較高之作業場所，應使用局

部排氣裝置，以對污染有害物發生源附近予以捕集，並加以處理後排出於室外。故不適用整體換氣裝置。

(①) 42.

評估是否會進入肺泡而且沈積於肺泡造成塵肺症之粉塵量時，應測定下列何種粉塵？①可呼吸性粉塵②可吸入性粉塵③總粉塵④厭惡性粉塵。

解 說明如 3-4 粉塵作業主管相關法規及精選參考題庫，第 39 題所示，應測定可呼吸性粉塵。

(④) 43.

粉塵爆炸是屬於何種化學反應？①氣相②固相③氣相與液相④氣相與固相。

解 粉塵爆炸是連續化學爆炸中的一種，也是固體粉塵 FAE 爆炸的一種，為氣相與固相。

(③) 44.

厭惡性粉塵主要影響？①良性肺塵②學性肺炎③妨礙視界及局部刺激④致命性有害粉塵。

解 此類粉塵在適當控制下，某種程度的曝露，經長期經驗認為對肺功能障害和他種器官明顯病變及毒性反應極少。但如作業場所內厭惡性粉塵濃度太高時，**對視界有顯著之妨礙，粉塵落入眼、耳、鼻腔道時感覺到不愉快或**因化學性、機械性作用或清洗附著時對**皮膚或粘膜產生傷害**。

(③) 45.

粉塵爆炸特徵屬下列何者？①葡萄糖粉塵燃燒因其生成之氣體量物質少，故才會發生粉塵爆炸效果②粉塵爆炸通常僅一次爆炸③鋁粉燃燒反應後，氣體量減少，但其具有高燃燒

熱，導致週遭空氣亦被加熱，而有膨脹效果④直徑大於 1 公厘之塑膠粒子，亦可能發生粉塵爆炸。

解 指粉塵在爆炸極限範圍內，遇到熱源（明火或溫度），火焰瞬間傳播於整個混合粉塵空間，化學反應速度極快，同時釋放大量的熱，形成很高的溫度和很大的壓力，系統的能量轉化為機械功以及光和熱的輻射，具有很強的破壞力。炸爆特徵係為爆炸多聲，原因為第一次粉塵爆炸後，爆風經常揚起其他部分的粉塵，產生二次、三次爆炸，所以爆炸聲為多聲。

(②) 46.

含二氧化矽之粉塵對人體危害之主要途徑為？①皮膚接觸②呼吸道系統吸入③食入④皮下注射。

解 有害物質如氣體、粉塵等狀態，進入人體的最主要途徑為呼吸道吸入。

(③) 47.

粉塵爆炸是屬於何種反應行為？①核子反應②物理性爆炸③化學性爆炸④自然性爆炸。

解 說明如 3-4 粉塵作業主管相關法規及精選參考題庫，第 45 題所示，粉塵爆炸屬於化學性反應。

3-5 鉛與四烷基鉛作業主管相關法規

【鉛中毒預防規則】

1. 適用於從事鉛作業有關適用作業之事業一覽表：

> (1) 鉛之冶煉、精煉過程中，從事焙燒、燒結、熔融或處理鉛、鉛混存物、燒結礦混存物之作業。
>
> (2) 含鉛重量在 3% 以上之銅或鋅之冶煉、精煉過程中，當轉爐連續熔融作業時，從事熔融及處理煙灰或電解漿泥之作業。
>
> (3) 鉛蓄電池或鉛蓄電池零件之製造、修理或解體過程中，從事鉛、鉛混存物等之熔融、鑄造、研磨、軋碎、製粉、混合、篩選、捏合、充填、乾燥、加工、組配、熔接、熔斷、切斷、搬運或將粉狀之鉛、鉛混存物倒入容器或取出之作業。
>
> (4) 前款以外之鉛合金之製造，鉛製品或鉛合金製品之製造、修理、解體過程中，從事鉛或鉛合金之熔融、被覆、鑄造、熔鉛噴布、熔接、熔斷、切斷、加工之作業。
>
> (5) 電線、電纜製造過程中，從事鉛之熔融、被覆、剝除或被覆電線、電纜予以加硫處理、加工之作業。
>
> (6) 鉛快削鋼之製造過程中，從事注鉛之作業。
>
> (7) 鉛化合物、鉛混合物製造過程中，從事鉛、鉛混存物之熔融、鑄造、研磨、混合、冷卻、攪拌、篩選、煆燒、烘燒、乾燥、搬運倒入容器或取出之作業。
>
> (8) 從事鉛之襯墊及表面上光作業。
>
> (9) 橡膠、合成樹脂之製品、含鉛塗料及鉛化合物之繪料、釉藥、農藥、玻璃、黏著劑等製造過程中，鉛、鉛混存物等之熔融、鑄注、研磨、軋碎、混合、篩選、被覆、剝除或加工之作業。
>
> (10) 於通風不充分之場所從事鉛合金軟焊之作業。
>
> (11) 使用含鉛化合物之釉藥從事施釉或該施釉物之烘燒作業。
>
> (12) 使用含鉛化合物之繪料從事繪畫或該繪畫物之烘燒作業。
>
> (13) 使用熔融之鉛從事金屬之淬火、退火或該淬火、退火金屬之砂浴作業。
>
> (14) 含鉛設備、襯墊物或已塗布含鉛塗料物品之軋碎、壓延、熔接、熔斷、切斷、加熱、熱鉚接或剝除含鉛塗料等作業。
>
> (15) 含鉛、鉛塵設備內部之作業。
>
> (16) 轉印紙之製造過程中，從事粉狀鉛、鉛混存物之散布、上粉之作業。
>
> (17) 機器印刷作業中，鉛字之檢字、排版或解版之作業。
>
> (18) 從事前述各款清掃之作業。

2. 鉛合金：指鉛與鉛以外金屬之合金中，**鉛佔該合金重量 10% 以上者**。

3. 鉛化合物：指氧化鉛類、氫氧化鉛、氯化鉛、碳酸鉛、矽酸鉛、硫酸鉛、鉻酸鉛、鈦酸鉛、硼酸鉛、砷酸鉛、硝酸鉛、醋酸鉛及硬脂酸鉛。

4. 鉛混合物：指燒結礦、煙灰、電解漿泥及礦渣以外之鉛、鉛合金或鉛化合物與其他物質之混合物。

5. 鉛混存物：指鉛合金、鉛化合物、鉛混合物。

6. 燒結礦：指鉛之冶煉、精煉過程中生成之燒結物。

7. 礦渣：指鉛之冶煉、精煉過程中生成之殘渣。

8. 煙灰：指鉛、銅或鋅之冶煉、精煉過程中生成之灰狀物。

9. 電解漿泥：指鉛、銅或鋅之冶煉、精煉過程中電解生成之漿泥狀物。

10. 燒結礦混存物：指燒結礦、礦渣、煙灰及電解漿泥。

11. 含鉛塗料：指含有鉛化合物之塗料。

12. 鉛塵：指加工、研磨、加熱等產生之固體粒狀物及其氧化物如燻煙等。

13. 密閉設備：指密閉鉛塵之發生源，使鉛塵不致散布之設備。

14. 局部排氣裝置：指藉動力強制吸引並排出已發散鉛塵之設備。

15. 整體換氣裝置：指藉動力稀釋已發散鉛塵之設備。

16. 作業時間短暫：指雇主使勞工每日作業時間在 1 小時以內之作業。

17. 臨時性作業：指正常作業以外之作業，其作業期間不超過 3 個月且 1 年內不再重覆者。

18. 通風不充分之場所：指室內對外開口面積**未達底面積 1/20 以上**或**全面積 3% 以上者**。

19. 設置之局部排氣裝置之氣罩，應採用包圍型。但作業方法上設置此種型式之氣罩困難時，不在此限。

20. 雇主使用粉狀之鉛、鉛混存物、燒結礦混存物等之過濾式集塵裝置，依下列規定：

    (1) 濾布應設有護圍。

(2) **固定式排氣口應設於室外，應避免迴流至室內作業場所**。

(3) 應易於將附著於濾材上之鉛塵移除。

(4) 集塵裝置應與勞工經常作業場所適當隔離。

21. 雇主使勞工從事下列各款規定之作業時，得免設置局部排氣裝置或整體換氣裝置。但第 1 款至第 3 款勞工有遭鉛污染之虞時，應提供防護具：

(1) 與其他作業場所有效隔離而勞工不必經常出入之室內作業場所。

(2) 作業時間短暫或臨時性作業。

(3) 從事鉛、鉛混存物、燒結礦混存物等之熔融、鑄造使用轉爐從事熔融之作業場所等，其牆壁面積一半以上為開放，而鄰近 4 公尺無障礙物者。

(4) 於熔融作業場所設置利用溫熱上升氣流之排氣煙囪，且以石灰覆蓋熔融之鉛或鉛合金之表面者。

22. 雇主設置之局部排氣裝置之氣罩，依下列規定：

(1) **應設置於**每一鉛、鉛混存物、燒結礦混存物等之**鉛塵發生源**。

(2) 應視作業方法及鉛塵散布之狀況，選擇適於吸引該鉛塵之型式及大小。

(3) **外裝型或接受型氣罩之開口，應儘量接近於鉛塵發生源**。

23. 雇主設置之局部排氣裝置之導管其內部之構造，**應易於清掃及測定，並於適當位置開設清潔口及測定孔**。

24. 雇主使勞工從事鉛或鉛合金之熔融或鑄造作業，而該熔爐或坩堝等之**總容量未滿 50 公升者，得免設集塵裝置**。

25. 雇主設置局部排氣裝置之排氣機，**應置於空氣清淨裝置後之位置**。但無累積鉛塵之虞者，不在此限。

26. 雇主設置整體換氣裝置之排氣機或設置導管之**開口部，應接近鉛塵發生源**，務使污染空氣有效換氣。

27. 雇主設置**局部排氣裝置或整體換氣裝置之排氣口，應設置於室外**。但設有移動式集塵裝置者，不在此限。

28. 雇主設置之局部排氣裝置，應於鉛作業時間內有效運轉，並降低空氣中鉛塵濃度至勞工作業場所容許暴露標準以下。

    雇主設置密閉設備、局部排氣裝置或整體換氣裝置者，**應由專業人員妥為設計，並維持其有效性能**。

29. 雇主使勞工從事於通風不充分之場所從事鉛合金軟焊之作業，其設置**整體換氣裝置之換氣量，應為每一從事鉛作業勞工平均每分鐘 1.67 立方公尺以上**。

30. 雇主設置之局部排氣裝置或整體換氣裝置，於**鉛作業時不得停止運轉**。但裝置**內部清掃作業，不在此限**。

31. 雇主設置之局部排氣裝置或整體換氣裝置之處所，**不得阻礙其排氣或換氣功能**。

32. 雇主使勞工從事鉛作業時，應於作業場所外設置合於下列規定之休息室：

    (1) 休息室之出入口，應設置沖洗用水管或充分**濕潤之墊蓆**，以清除附著於勞工**足部之鉛塵**，並於入口設置清刷衣服用**毛刷**。

    (2) 休息室之地面構造應易於使用真空除塵機或以水清洗者。

    (3) 雇主應使勞工於進入休息室前，將附著於工作衣上之鉛塵適當清除。

    (4) 雇主應揭示於勞工顯而易見之處所。

33. 雇主使勞工從事粉狀之鉛、鉛混存物或燒結礦混存物之處理作業者，應設置淋浴設備。

34. 雇主為防止鉛、鉛混存物或燒結礦混存物等之**鉛塵污染，應每日以真空除塵機或水沖洗作業場所、休息室、餐廳等一次以上**。但無鉛塵污染之虞者，不在此限。

35. 雇主使勞工從事鉛作業時，應於作業場所備置**指甲刷、肥皂等洗手、漱口用之盥洗設備**，供給作業勞工洗滌，以避免鉛塵之污染。

36. 雇主使勞工從事鉛作業時，應設置專用洗衣設備，供勞工於必要時，洗滌附著於工作衣上之鉛塵。

37. 雇主使勞工從事鉛作業時，應指派現場作業主管執行下列規定事項：
   (1) 採取必要措施預防從事作業之勞工遭受鉛污染。
   (2) 決定作業方法並指揮勞工作業。
   (3) **保存每月檢點局部排氣裝置及其他預防勞工健康危害之裝置一次以上之紀錄。**
   (4) 監督勞工確實使用防護具。

38. 雇主使勞工將粉狀之鉛、鉛混存物或燒結礦混存物等倒入漏斗時，如有鉛塵溢漏情形，應令勞工立即停止作業。但如係臨時性作業，且勞工確實已戴用有效呼吸防護具者，不在此限。

39. 雇主應公告鉛作業場所禁止飲食或吸菸，並揭示於明顯易見之處所。

40. 雇主使**勞工戴用輸氣管面罩之連續作業時間，每次不得超過 1 小時。**

41. 勞工佩戴輸氣管面罩時，其面罩之入氣口，應置於新鮮空氣之位置，並保持有效運轉。

42. 雇主儲存、使用鉛、鉛混存物時，依下列規定：
   (1) 應使用不致漏洩之密閉容器，將粉狀之鉛、鉛混存物適當儲存。
   (2) 粉狀之鉛、鉛混存物漏洩時，應即以真空除塵或以水清除之。
   (3) 塊狀之鉛、鉛混存物，應適當儲存，避免鉛塵污染。

【四烷基鉛中毒預防規則】

1. 適用於從事四烷基鉛作業有關適用作業之事業一覽表：

> (1) 將四烷基鉛混入汽油或將其導入儲槽之作業。
> (2) 修護、改裝、拆卸、組配、破壞或搬運前款作業使用之裝置之作業。
> (3) 處理內部被四烷基鉛或加鉛汽油污染或有被污染之虞之儲槽或其他設備之作業。
> (4) 處理含有四烷基鉛或加鉛汽油之殘渣、廢液等之作業。
> (5) 處理存有四烷基鉛之桶或其他容器之作業。
> (6) 使用四烷基鉛研究或試驗之作業。
> (7) 清除被四烷基鉛或加鉛汽油污染或有被污染之虞之物品或場所之作業。

2. 四烷基鉛：指四甲基鉛、四乙基鉛、一甲基三乙基鉛、二甲基二乙基鉛、三甲基一乙基鉛及含有上列物質之抗震劑。

3. 加鉛汽油：指添加**四烷基鉛之汽油**。

4. 局部排氣裝置：指藉**動力吸引並排出**已發散四烷基鉛蒸氣之設備。

5. 換氣裝置：指藉動力輸入外氣置換儲槽、地下室、船艙、坑井或通風不充分之場所等內部空氣之設備。

6. 四烷基鉛混入汽油或將其導入儲槽之作業規定之事項如下：

   (1) 裝置之構造應能防止從事該作業勞工被四烷基鉛污染或吸入蒸氣。

   (2) 作業場所建築物之牆壁至少**應有三面為開放且能充分通風者**。

   (3) 由四烷基鉛桶內抽吸四烷基鉛注入裝置時，應完全予以吸盡。並以汽油清洗後栓密，及清除桶外污染之四烷基鉛。

   (4) 應供給作業勞工不滲透性防護圍裙、不滲透性長統手套、不滲透性長靴及有機氣體用防毒面罩，並使其確實使用。

   (5) 作業場所應與其他作業場所或勞工經常進出之場所隔離。

   (6) 作業場所之地面，**應採用不滲透性材料構築，且為易於清除四烷基鉛污染之構造**。

(7) 設置休息室、盥洗設備及淋浴設備供給勞工使用。

(8) **每日應確認裝置之狀況一次以上**，發現有四烷基鉛或其蒸氣漏洩或有漏洩之虞時，應即採取必要措施。

7. 修護、改裝、拆卸、組配、破壞或搬運前款作業使用之裝置之作業規定之事項如下：

(1) 應於作業前清除已污染該裝置之四烷基鉛或加鉛汽油。

(2) 應供給作業勞工不滲透性防護圍裙，不滲透性長統手套、不滲透性長靴及有機氣體用防毒面罩，並使其確實使用。但雇主或工作場所負責人認為作業勞工不致受四烷基鉛污染或無吸入其蒸氣之虞時；不在此限。

8. 處理內部被四烷基鉛污染或有被污染之虞之儲槽或其他設備之作業規定之事項如下：

(1) 自儲槽內抽出四烷基鉛後，應有防止自所有與該儲槽有關之管線倒流四烷基鉛於儲槽內部之措施。

(2) 使用汽油或煤油等洗淨儲槽內部，將其排出儲槽外。

(3) 使用適當氧化劑如百分之五過錳酸鉀溶液等，將儲槽內部充分氧化，並將該氧化劑排出儲槽外。

(4) 儲槽之人孔、排放閥及其他不致使四烷基鉛流入內部之開口部分，應全部開放。

(5) 使用水或水蒸氣清洗排除儲槽內部之氧化劑等排出儲槽外，如使用水蒸氣清洗時，該儲槽應妥為接地。

(6) 作業開始前或在作業期間，均應使用換氣裝置，將儲槽內部充分換氣。

(7) 應設置於發生緊急狀況時，能使儲槽內之勞工即刻避難之設備或器材等設施。

(8) **應指派監視人員一人以上監視作業狀況**，發現有異常時，應立即報

告四烷基鉛作業主管及其他有關人員。

9. 處理內部被加鉛汽油污染或有被污染之虞之儲槽或其他設備之作業規定之事項如下：

(1) 自儲槽內抽出加鉛汽油後，應有防止自所有與該儲槽有關之管線倒流四烷基鉛或加鉛汽油於儲槽內部之措施。

(2) 儲槽之人孔、排放閥及其他不致使四烷基鉛或加鉛汽油流入**內部之開口部份，應全部開放**。

(3) 使用水或水蒸氣清洗儲槽內部，如使用水蒸氣清洗時，**該儲槽應妥為接地**。

(4) 作業開始前或在作業期間，**均應使用換氣裝置**，將儲槽內部充分換氣。

(5) 應設置於發生緊急狀況時，能使儲槽內之勞工即刻避難之設備或器材等設施。

(6) **應指派監視人員一人以上監視作業狀況**，發現有異常時，應立即報告四烷基鉛作業主管及其他有關人員。

(7) 應供給作業勞工不滲透性防護衣著、不滲透性長統手套、不滲透性長靴、防護帽及輸氣管面罩，並使其確實使用。

(8) 應供給作業勞工及監視作業勞工不滲透性防護衣著、不滲透性長靴及有機氣體用防毒面罩。但雇主或工作場所負責人認為作業勞工不致受四烷基鉛污染或無吸入其蒸氣之虞時，不在此限。

10. 處理含有四烷基鉛或加鉛汽油之殘渣、廢液等之作業規定之事項如下：

(1) 搬運或臨時儲存殘渣時，應使用不致使該殘渣漏洩或溢出且具有堅固覆蓋或栓塞之容器。

(2) 搬運或臨時儲存廢液時，應使用不致使該廢液漏洩或溢出之堅固容器。

(3) 雇主應供給作業之勞工不滲透性防護衣著、不滲透性長統手套、不滲透性長靴，對於以人工從事殘渣移入或排出容器作業勞工，並應供給有機氣體用防毒面罩，並使其確實使用。

(4) 殘渣、廢液等廢棄物之清除及處理依環境保護有關法令規定辦理。

11. 處理存有四烷基鉛之桶或其他容器之作業規定之事項如下：

(1) 應於作業開始前確認四烷基鉛桶或其他容器之狀況，對有漏洩四烷基鉛或加鉛汽油之虞或被四烷基鉛污染之容器，應予整補或採取其他必要措施。置放四烷基鉛桶之場所如已被四烷基鉛污染者，應以氧化劑清洗乾淨。

(2) 雇主應供給作業勞工不滲透性防護衣、不滲透性防護手套、不滲透性防護長靴及有機氣體用防毒面罩，並使其確實使用。

12. 使用四烷基鉛研究或試驗之作業規定之事項如下：

(1) 應於各四烷基鉛蒸氣發生源設置局部排氣裝置。

(2) 應供給作業勞工不滲透性防護圍裙及不滲透性長統手套，並使其確實使用。

13. 雇主使勞工於地下室、船艙、坑井或通風不充分之場所，清除被四烷基鉛或加鉛汽油污染或有被污染之虞之物品或場所之作業之事項如下：

(1) 應設置於發生緊急事故時，能使勞工即刻避難之設備或器材等設施。

(2) 作業前除使用該場所之換氣裝置予以充分換氣外，作業時間內亦應使該換氣裝置維持有效運轉。

(3) **指派監視人員一人以上監視作業**，如有異常狀況，應立即報告四烷基鉛作業主管及其他有關人員。

(4) 應供給非以動力換氣作業之勞工不滲透性防護衣著，不滲透性防護手套、不滲透性防護長靴、防護帽及輸氣管面罩或有機氣體用防毒

面罩，並使其確實使用。

(5) 應供給換氣作業以外之作業勞工不滲透性防護衣著、不滲透性長統手套、不滲透性長靴、防護帽及輸氣管面罩，並使其確實使用。

(6) 應於清除四烷基鉛等污染作業完畢時，確認四烷基鉛已被清除。

14. 雇主使勞工從事清洗作業或供給勞工清洗手足、身體之清洗劑時，**不得使用加鉛汽油**。

15. 雇主設置之局部排氣裝置，其導管應為易於清掃及測定之構造，**並於適當位置開設清潔口及測定孔**。

16. 雇主設置之局部排氣裝置，應由專業人員妥為設計，並維持其有效性能。

17. 雇主使勞工從事使用**四烷基鉛研究或試驗之作業以外**之四烷基鉛作業時，應派遣四烷基鉛作業主管從事下列監督作業：

(1) 決定作業方法，並指揮勞工作業。

(2) 預防從事該作業之勞工被四烷基鉛污染或吸入該物質。

(3) 每日確認換氣裝置運轉狀況。

(4) 監督勞工對防護具使用狀況。

(5) 對四烷基鉛作業場所確認結果，如有發生四烷基鉛中毒之虞時，應即採取必要措施。

(6) 發現作業勞工身體或衣服被四烷基鉛污染時，應即以肥皂或其他適當清洗劑洗除污染。

18. 雇主使勞工從事處理四烷基鉛或加鉛汽油之作業時，於作業完畢後，**應供給肥皂使其洗淨雙手及身體被污染之部分**。

19. 雇主使勞工從事四烷基鉛作業時，應將 (1) 四烷基鉛對人體之影響 (2) 處置四烷基鉛應注意事項 (3) 發生四烷基鉛中毒時之緊急措施，等規定事項公告於作業場所中顯明之處，使作業勞工週知。

20. 雇主應禁止非從事四烷基鉛作業有關勞工進入從事四烷基鉛作業之場

所或儲存裝有四烷基鉛之儲槽、桶等之場所，並將有關禁止事項揭示於顯明易見之處所。

21. 勞工從事四烷基鉛作業，發生下列事故致有發生四烷基鉛中毒之虞時，雇主或工作場所負責人應即令停止作業，並使勞工退避至安全場所；勞工在不危及其他工作者安全之情形下，亦得自行停止作業及退避至安全場所，並立即向直屬主管報告：

    (1) 因設備或換氣裝置故障致降低、失去效能。

    (2) 四烷基鉛之漏洩或溢流。

    (3) 作業場所被四烷基鉛或其蒸氣污染。

22. 未確認四烷基鉛已完全清除，勞工無發生四烷基鉛中毒之虞前，不得使相關勞工進入該場所。但在職業安全衛生管理人員或四烷基鉛作業主管指導下搶救人員及處理現場之必要作業者，不在此限。

23. 雇主使勞工從事四烷基鉛作業時，依下列規定：

    (1) 作業期間應對四烷基鉛作業之作業場所、儲槽、船艙及坑井等**每週實施通風設備運轉狀況**、勞工作業情形、空氣流通效果及四烷基鉛使用情形**等確認一次以上**，有四烷基鉛中毒之虞時，應即採取必要措施。

    (2) 預防發生四烷基鉛中毒之必要注意事項，應通告全體有關之勞工。

24. 雇主依本規則規定供給勞工使用輸氣管面罩時，面罩之空氣入口應置於新鮮空氣之位置。

25. 雇主使**勞工戴用輸氣管面罩之連續作業時間，每次不得超過 1 小時**。

26. 雇主使勞工從事四烷基鉛作業時，對於防護具依下列規定：

    (1) 每天作業前應確認防護具之狀況，發覺防護具有異常時應予整補或更換。

    (2) 有機氣體用防毒面罩之吸收罐應保持有效。

    (3) 作業完畢時，應確認勞工使用之防護具、工作衣、器具等之狀況。

認有四烷基鉛或加鉛汽油污染者，應予清除或以其他方法妥善處理。

(4) 雇主使勞工從事四烷基鉛作業時，應於作業場所外設置存放防護具、工作衣等之金屬材質保管設備，並與其他衣物隔離保管。

27. 雇主於處理四烷基鉛或加鉛汽油作業之場所，應置備下列規定之藥品材料等：

(1) 肥皂或其他適當清洗劑。

(2) 洗眼液、吸附劑及其他急救藥品等。

(3) 氧化劑、活性白土及其他防止擴散之材料等。

(4) 整補材料。

28. 雇主於儲藏四烷基鉛或加鉛汽油時，應使用具有栓蓋之牢固容器並使桶蓋向上以避免四烷基鉛或加鉛汽油之溢出、漏洩、滲透或擴散，該儲藏場所應依下列規定：

(1) 防止與作業無關人員進入之設施及標示。

(2) 將四烷基鉛蒸氣排除於室外。

(3) 防止因不慎漏洩而引起意外之措施。

29. 雇主應將曾儲裝四烷基鉛之空容器予以密閉或放置於室外之一定場所，並予標示。

國家圖書館出版品預行編目資料

有害作業主管電腦測驗題庫完勝寶典／羅杰
晟，許坤合，謝伶妮，許香傳，蕭景祥作.
－－初版.－－臺北市：五南圖書出版股份
有限公司，2023.03
面；　公分
ISBN 978-626-343-748-7（平裝）

1.CST: 職業衛生

412.53　　　　　　　　　112000610

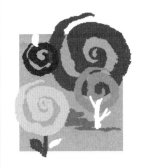

5T58

有害作業主管電腦測驗題庫完勝寶典

作　　　者 ― 羅杰晟（410.4）、許坤合（234.9）

　　　　　　　謝伶妮（399.4）、許香傳、蕭景祥

發 行 人 ― 楊榮川

總 經 理 ― 楊士清

總 編 輯 ― 楊秀麗

副總編輯 ― 王正華

責任編輯 ― 張維文

封面設計 ― Nini

出 版 者 ― 五南圖書出版股份有限公司

地　　　址：106台北市大安區和平東路二段339號4樓

電　　　話：(02)2705-5066　傳　　　真：(02)2706-6100

網　　　址：https://www.wunan.com.tw

電子郵件：wunan@wunan.com.tw

劃撥帳號：01068953

戶　　　名：五南圖書出版股份有限公司

法律顧問　林勝安律師

出版日期　2023年3月初版一刷

定　　　價　新臺幣420元

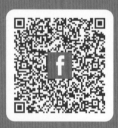
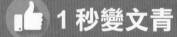

經典永恆・名著常在

五十週年的獻禮 —— 經典名著文庫

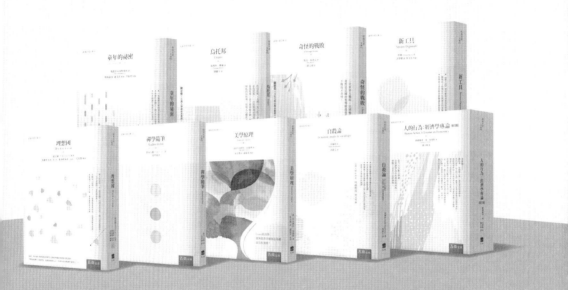

五南，五十年了，半個世紀，人生旅程的一大半，走過來了。
思索著，邁向百年的未來歷程，能為知識界、文化學術界作些什麼？
在速食文化的生態下，有什麼值得讓人雋永品味的？

歷代經典・當今名著，經過時間的洗禮，千錘百鍊，流傳至今，光芒耀人；
不僅使我們能領悟前人的智慧，同時也增深加廣我們思考的深度與視野。
我們決心投入巨資，有計畫的系統梳選，成立「經典名著文庫」，
希望收入古今中外思想性的、充滿睿智與獨見的經典、名著。
這是一項理想性的、永續性的巨大出版工程。
不在意讀者的眾寡，只考慮它的學術價值，力求完整展現先哲思想的軌跡；
為知識界開啟一片智慧之窗，營造一座百花綻放的世界文明公園，
任君遨遊、取菁吸蜜、嘉惠學子！